Fatemeh Kamali
Narges Kamali

A utilização de nanopartículas e nanopartículas farmacêuticas

Fatemeh Kamali
Narges Kamali

A utilização de nanopartículas e nanopartículas farmacêuticas

no tratamento de doenças respiratórias e cardíacas com base nas suas vantagens e desvantagens

ScienciaScripts

Imprint
Any brand names and product names mentioned in this book are subject to trademark, brand or patent protection and are trademarks or registered trademarks of their respective holders. The use of brand names, product names, common names, trade names, product descriptions etc. even without a particular marking in this work is in no way to be construed to mean that such names may be regarded as unrestricted in respect of trademark and brand protection legislation and could thus be used by anyone.

Cover image: www.ingimage.com

This book is a translation from the original published under ISBN 978-620-6-77417-4.

Publisher:
Sciencia Scripts
is a trademark of
Dodo Books Indian Ocean Ltd. and OmniScriptum S.R.L publishing group

120 High Road, East Finchley, London, N2 9ED, United Kingdom
Str. Armeneasca 28/1, office 1, Chisinau MD-2012, Republic of Moldova, Europe
Printed at: see last page
ISBN: 978-620-8-06011-4

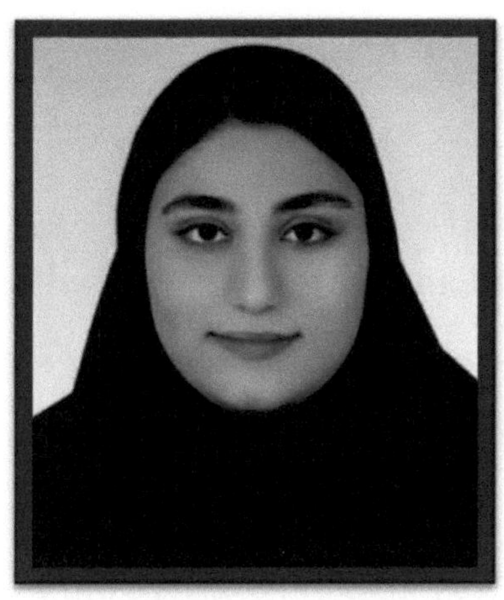

Fatemeh Kamali

Estudante de Farmácia, Escola de Farmácia, Universidade de Zhengzhou, Zhengzhou, Henan, China

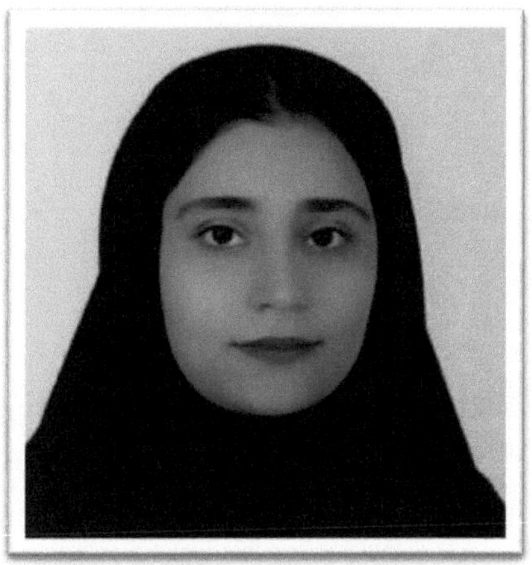

Narges Kamali

Estudante de Farmácia, Escola de Farmácia, Universidade de Zhengzhou, Zhengzhou, Henan, China

Dedicado aos Anjos Misericordiosos que:

O senhor dos mundos, que começou a guiar os seus servos com o ensinamento da pena.

Os meus pais, cuja presença é para mim uma coroa de honra e cujo nome é a razão da minha existência, porque estas duas existências, depois do Senhor, foram a fonte da minha existência, pegaram na minha mão e ensinaram-me a caminhar neste vale cheio de altos e baixos.

Conteúdo

Capítulo I

Introdução aos nanotransportadores farmacêuticos

Introdução

Os "DDS inteligentes" ou a administração orientada de medicamentos referem-se a um método em que o medicamento não é libertado antes de atingir o tecido-alvo. Esta libertação ocorre lentamente no órgão-alvo. Para este efeito, devem ser concebidos transportadores de fármacos adequados.

Recentemente, este método conduziu ao desenvolvimento de um método nos produtos farmacêuticos modernos. As nanoplataformas carregadas com fármacos garantem que o fármaco não se difunde amplamente na circulação sanguínea após a administração sistémica, até atingir o tecido-alvo. Estes tipos de plataformas relacionadas com a nanotecnologia são sensíveis a vários estímulos externos e internos.

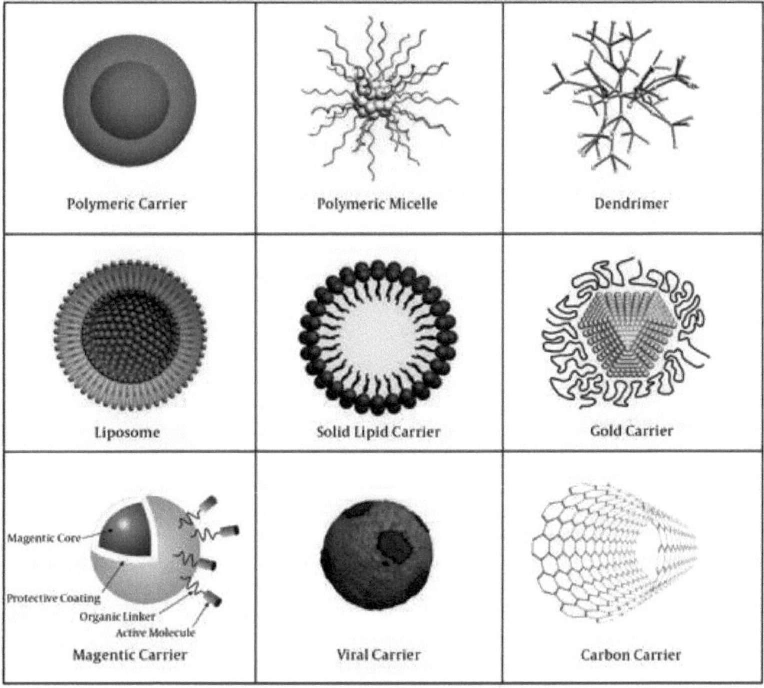

Figura 1. Diferentes tipos de nanocarreadores utilizados para a administração de medicamentos

Estímulos internos: alteração do PH, nível hormonal, concentração de enzimas, presença de outras pequenas biomoléculas, nível de açúcar no sangue ou a sua oxidação e redução. Estes factores estão relacionados com as condições patológicas da doença.

Estímulos externos: alterações de temperatura, alterações do campo magnético, ultra-sons (US), luz, impulsos eléctricos, etc.

Tipos de estímulos de libertação na administração moderna de medicamentos

Com base neste facto, foram consideradas diferentes estratégias para a conceção destas plataformas:

- ✓ Sensível ao ph.
- ✓ Sensível a reacções de oxidação e redução.
- ✓ Sensível a alterações enzimáticas.
- ✓ Sensível às mudanças de temperatura.
- ✓ Sensível à luz, aos ultra-sons e às ondas magnéticas.
- ✓ Por vezes, a plataforma que pretendemos é sensível a dois ou mais factores.

Nano medicina

A nanomedicina é um dos ramos da nanotecnologia, que pode ser utilizada para fabricar instrumentos potentes e amplamente utilizados no domínio da medicina e da investigação. Para além do fabrico de instrumentos, a ciência da nanomedicina está também relacionada com as estruturas dos materiais e dos medicamentos e, nos seus sub-ramos, ocupa-se também do tratamento de doenças especiais e de cirurgias sensíveis e profissionais.

É claro que a utilização da nanomedicina não é feita de forma a que esta ciência desempenhe diretamente um papel na produção e fabrico do próprio medicamento, mas tem um efeito na forma como este se espalha no corpo, o que aumenta a eficácia do medicamento. Com base neste procedimento, os médicos podem administrar o medicamento no ponto em que o corpo precisa dele, em vez de administrar parte dele na parte afetada através de outras vias, como o estômago. Esta capacidade tem sido utilizada para tratar a maioria dos cancros.

Através do conhecimento da nanomedicina, os investigadores podem tratar todos os tipos de cancro com um método especial.

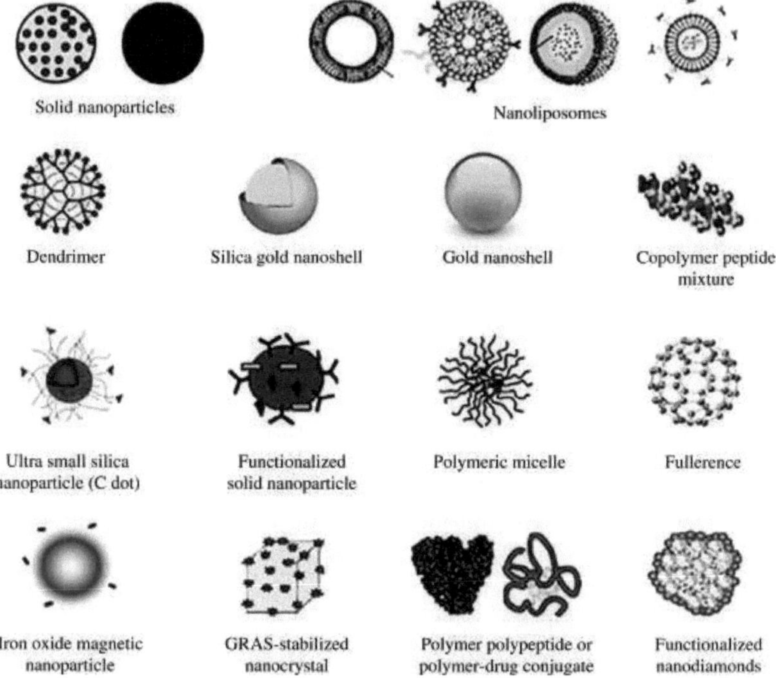

Figura 2. Nanocarreador

Este método específico, sem detalhes completos, consiste em que, ao injetar medicamentos no corpo, os medicamentos recolhem as células cancerosas num local e impedem que se espalhem para outros locais e, após algum tempo, as células cancerosas são mortas no mesmo local e, sem que o cancro se espalhe para outro local, desaparece.

Atualmente, este método é utilizado para tratar vários tumores. Do ponto de vista da administração de fármacos, a indústria farmacêutica alcançou, até à data, resultados notáveis através da nanotecnologia.

Além disso, do ponto de vista da indústria farmacêutica, no sector da administração de medicamentos, o facto de a nanotecnologia proporcionar a capacidade de disponibilizar materiais a uma escala muito pequena é muito importante.

No antigo sistema farmacêutico, devido à irrealidade da dose do medicamento em termos da quantidade necessária para o tratamento, a maior parte era desperdiçada no sistema digestivo, na circulação sanguínea e nos tecidos intersticiais, até que a quantidade desejada chegasse às células ou tecidos desejados onde esses medicamentos Absorvidos ao longo do caminho, causam efeitos colaterais que, se forem na medida da sonolência, não perturbam o paciente.

No entanto, em doenças como o cancro e a diabetes, causará queda de cabelo e muitas complicações, ou as injecções repetidas farão com que os tecidos se tornem dolorosos, o que é insuportável para o doente. O novo sistema de administração de medicamentos (Nano) significa: administrar o medicamento num determinado momento e com uma dose controlada em alvos específicos do medicamento. Isto é significativamente mais seguro e mais eficaz do que espalhar o medicamento por todo o corpo. Um dos problemas que existe é o facto de os alvos no corpo serem muito pequenos e dispersos.

Os novos sistemas de administração de medicamentos reduzem os efeitos secundários indesejados e utilizam menos doses. Para poderem administrar a dose necessária do fármaco ao nível-alvo num determinado período de tempo, os sistemas de administração de fármacos utilizam sistemas nanométricos activos ou inactivos, pelo que se deve dizer que a passagem pela nanotecnologia para atingir os objectivos finais da administração de fármacos é obrigatória.

As nanopartículas são partículas sólidas coloidais com dimensões de 1 a 100 nm. Nos últimos anos, as nanopartículas têm atraído a atenção de muitos investigadores e cientistas no domínio dos sistemas de administração de medicamentos. A utilização de nanopartículas como veículo de fármacos, melhorando o desempenho do fármaco e reduzindo os seus efeitos secundários, criou novos desenvolvimentos no domínio da medicina e da administração de fármacos. Vários materiais, como polímeros naturais e sintetizados, partículas metálicas, lípidos, etc., são utilizados para produzir nanopartículas, que podem ter diferentes formas (morfologias) e tamanhos, de acordo com os seus métodos de produção e síntese.

A utilização de medicamentos baseados em nanopartículas tem sido muito bem acolhida em todo o mundo e tem ocupado um lugar significativo nos mercados globais. Ao basear-se nos conhecimentos internos da sua unidade de investigação e desenvolvimento, a empresa Pasargadae tissue and gene conseguiu dar um passo importante no avanço da produção nacional.

Dotado de uma unidade laboratorial avançada e bem equipada, este complexo tem sido capaz de realizar numerosas investigações em vários projectos de investigação científica, como a fisiologia do exercício, o cancro, o acidente vascular cerebral nutricional, a doença de Parkinson e a doença de Alzheimer. A medicina regenerativa é um ramo da ciência médica moderna cujo objetivo é reparar e restaurar tecidos ou órgãos danificados ou perdidos, que, de acordo com o tipo de abordagem e método de tratamento, inclui a terapia celular, o tratamento com células do próprio doente, o tratamento com células de dadores não autólogos, o tratamento com factores de crescimento, a utilização de proteínas recombinantes, a utilização de pequenas moléculas, a engenharia de tecidos e a terapia genética.

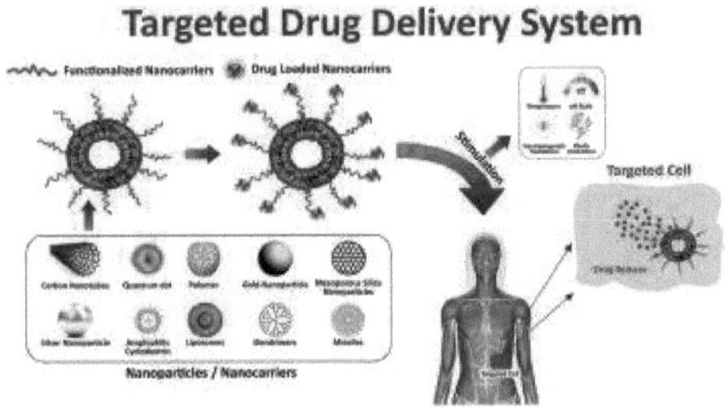

Figura 3. Nanocarreadores para a administração de fármacos específicos

A nanotecnologia é um dos ramos novos e muito práticos que atraiu a atenção dos investigadores e criou muitas oportunidades de progresso nas ciências médicas. Para além das ciências médicas, esta tecnologia é também utilizada nos domínios militar, agrícola, dos métodos de diagnóstico, da imagiologia magnética, dos sensores e da deteção rápida de materiais.

Hoje em dia, os investigadores utilizam esta tecnologia para diagnosticar e tratar muitas doenças, incluindo o cancro, pelo que esta ciência tem feito enormes progressos nos últimos anos como um ramo importante centrado em métodos moleculares, aceites. Na nanotecnologia, que se baseia na utilização de átomos e moléculas, é possível fabricar materiais que são utilizados em cirurgia, medicina dentária, todo o tipo de investigação científica experimental, sistemas biológicos biomecânicos, combate a microrganismos, etc.

Embora tenha havido muitos estudos sobre os efeitos das nanopartículas, os cientistas ainda não têm um controlo total sobre o âmbito dos seus efeitos. Na discussão dos métodos de imagiologia, os métodos menos invasivos são mais adequados.

Por conseguinte, as nanopartículas são candidatas ideais para o desenvolvimento de tais métodos de imagiologia. Na nanotecnologia, são utilizados materiais artificiais que comunicam com os sistemas biológicos a nível molecular e podem criar respostas fisiológicas e estimulação nervosa, minimizando os efeitos secundários.

As nanopartículas, ao contrário dos sistemas habituais, como os comprimidos e as soluções, controlam e mantêm de forma inteligente a distribuição dos fármacos em diferentes partes e provocam mais e melhores efeitos. As nanopartículas são utilizadas para a imagiologia em neurociências, bem como para investigar o destino das células estaminais adultas nos sistemas nervosos e no tratamento de muitas doenças do sistema nervoso.

O que é um nanotransportador?

Richard Feynman, conhecido como o pai da nanotecnologia, é um dos físicos teóricos mais importantes do mundo pela sua visão inovadora da física e do futuro. Embora o termo nanotecnologia ainda não fosse utilizado nessa altura, o conceito deste domínio cresceu significativamente nos últimos anos, o que inclui o crescimento da nanotecnologia na administração de medicamentos, como os nanoportadores.

Os nanotransportadores podem ser descritos como nanopartículas coloidais que são utilizadas para administrar substâncias terapêuticas no local-alvo. Estas moléculas transportadoras têm geralmente um diâmetro de 1-100 nm, o que é útil para aplicações como a administração de medicamentos, devido à interação natural entre os nanoportadores e os sistemas biológicos.

Estes transportadores à escala nanométrica têm a capacidade de estar presentes na circulação sanguínea e libertar fármacos, o que lhes permite ultrapassar muitos desafios dos sistemas convencionais de administração de fármacos.

Estes desafios podem incluir a superação do mecanismo endossoma-lisossoma, a transposição da barreira hemato-encefálica e a transposição de barreiras que são difíceis para moléculas de fármacos maiores. Além disso, a orientação para áreas específicas é também uma vantagem para a utilização de nanotransportadores na administração de medicamentos.

Porque a superfície destas partículas pode ser funcionalizada com ligandos e permite que estas partículas sejam guiadas eficazmente. Estas vantagens são muito importantes para a administração de fármacos. Porque é possível garantir que os fármacos são colocados num local específico e, ao contrário da administração sistémica do fármaco, que faz com que todas as células sofram os efeitos secundários do fármaco, os fármacos são dirigidos para os locais-alvo, o que é uma vantagem, especialmente para os fármacos contra o cancro. é a atenção Porque estes fármacos podem causar danos significativos nos tecidos saudáveis e até levar à falência de órgãos.

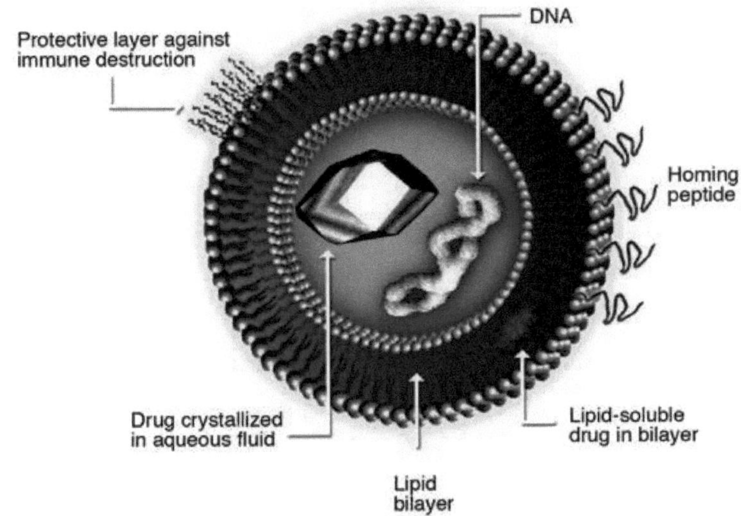

Figura 4. Nanocarreador

Avanços na nanomedicina

Um grupo de investigadores da Universidade da Califórnia em Los Angeles (UCLA) apresentou uma nova e promissora tecnologia para este efeito. Este grupo de investigação concebeu um novo tipo de nanopartículas que transportam com segurança um medicamento anticancerígeno num núcleo de vidro oco.

Entretanto, o segundo fármaco pode ser colocado na parte exterior das nanopartículas. No centro deste novo sistema de administração de medicamentos, existem nanopartículas de sílica que são transformadas em bolhas de vidro ocas. Neste espaço existe um medicamento de quimioterapia aprovado chamado "Irinotecan", mas as armas deste sistema para combater o cancro não acabam aqui. À volta deste núcleo de vidro, há camadas de moléculas lipídicas que estão entrelaçadas com o segundo fármaco, que é uma molécula de investigação chamada "3M-052".

O núcleo de vidro e a estrutura geral do sistema, que foi desenvolvido para combater o cancro do pâncreas, têm apenas um milésimo da largura de um fio de cabelo humano. Este sistema minimiza a possibilidade de fuga, para garantir que os fármacos chegam ao local do tumor. Estes dois fármacos desempenham funções relacionadas e importantes nesta experiência. O irinotecano pára o crescimento das células cancerígenas, mas também dispara um alarme para o sistema imunitário, para que mais células T assassinas desçam ao local do tumor e matem as células cancerígenas. Entretanto, o 3M-052 ajuda a recrutar células T tanto no local do tumor como nos gânglios linfáticos próximos.

André Nel, um dos investigadores deste projeto, afirmou Na minha opinião, a utilização do sistema imunitário fará uma grande diferença no tratamento do cancro do pâncreas. Este sistema foi testado em ratos com cancro do pâncreas e verificou-se que encolhe os tumores e previne as metástases do cancro.

Além disso, o método de administração dupla foi mais eficaz do que todos os medicamentos administrados apenas através de nanoportadores. Estes dois factores combinados entre si atraíram mais células imunitárias que matam o cancro e conseguiram manter os níveis do medicamento no sangue durante um período de tempo mais longo. Nos últimos anos, temos assistido a vários sistemas promissores de administração de nanopartículas para a terapia do cancro, alguns dos quais visam especificamente o cancro do pâncreas.

Também já vimos nanopartículas à base de sílica com resultados promissores em tudo, desde o tratamento da obesidade a alternativas ecológicas aos pesticidas. Os cientistas esperam que a sua conceção única possa encontrar um caminho adequado para a utilização clínica e planeiam testar o seu sistema de entrega dupla em modelos animais maiores de cancro. Nel acrescentou: Com os métodos tradicionais, são necessários entre 10 e 20 anos para que as novas tecnologias cheguem ao mercado. Os nanoportadores já existem há cerca de 20 anos.

Embora os nanotransportadores à base de lípidos estejam na vanguarda, os nanotransportadores à base de sílica equipados com bicamadas lipídicas têm boas hipóteses de acelerar a descoberta e melhorar a imunoterapia contra o cancro.

Nano transportadores inorgânicos na conceção de medicamentos

1- Nanopartículas magnéticas: nanopartículas super paramagnéticas que são geralmente feitas de óxido de ferro, mas o óxido de cobalto também pode ser utilizado. Estas nanopartículas movem-se como um íman num campo magnético e comportam-se como um líquido normal num ambiente normal. Esta propriedade permite-nos, na conceção de fármacos, controlar o ponto de acumulação do fármaco e também efetuar alterações na sua superfície que conferem outras propriedades à nanopartícula. Da mesma forma, esta nanopartícula pode ser utilizada como nanopartículas multicamadas. O estudo do comportamento destas nanopartículas no organismo pode ser efectuado através de simulações de dinâmica molecular e bioinformática.

2- Nanopartículas metálicas: as mais utilizadas e as mais importantes são as nanopartículas de ouro e de prata. Estas nanopartículas comportam-se de forma diferente perante a luz visível, alterando o seu tamanho, e podem ser facilmente transformadas em diferentes formas. Atualmente, estas nanopartículas são amplamente utilizadas na ciência médica e podem ser ligadas a diferentes fármacos e moléculas, que são analisados no domínio da conceção de fármacos com software de bioinformática.

3- Nanopartículas cerâmicas: são nanopartículas compostas por sílica e alumina. Estas nanopartículas não se limitam a estas duas e incluem também outros óxidos metálicos. Esta série de nanopartículas também pode ser porosa, o que pode acomodar o fármaco, e a nanopartícula actua como um reservatório, o que faz com que o fármaco seja libertado lentamente, bem como as condições especiais dentro do sistema digestivo. Há o que altera a estrutura do fármaco, para o proteger. A análise do desempenho do fármaco e da nanopartícula em conjunto e a investigação do modo como o fármaco actua no organismo é feita com software de dinâmica molecular e bioinformática.

4- Nanopartículas de carbono: incluem os buckyballs de grafeno e os nanotubos de carbono. A sua síntese é relativamente difícil, mas são muito práticas e adequadas no domínio da conceção de medicamentos, têm pouca toxicidade e são muito utilizadas em medicina.

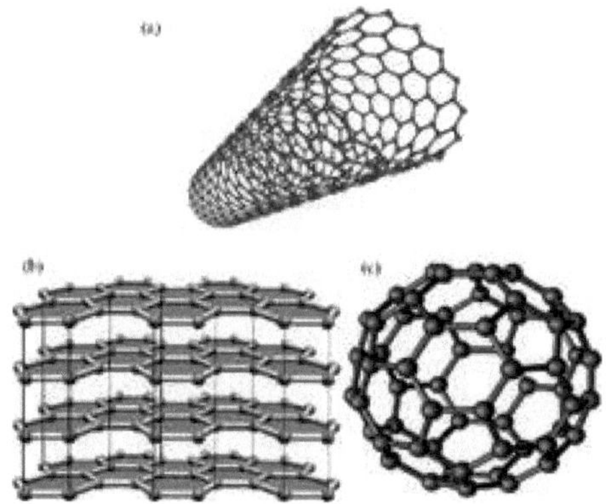

Figura 5. Nano partículas de carbono

Nanopartículas orgânicas

A) Lipossoma: Estas nanopartículas são feitas de materiais orgânicos, incluindo lípidos e açúcares, e desempenham atualmente um dos papéis mais importantes na indústria da conceção de medicamentos. Por exemplo, a doxorrubicina, que é colocada em duas camadas de fosfolípidos, entrou no mercado com o nome comercial de Doxil, o que fez com que este medicamento tivesse uma semi-vida mais longa no organismo.

Esta nanopartícula pertence à categoria das nanopartículas lipossómicas. A categoria seguinte é a das nanopartículas lipídicas sólidas, que são utilizadas para fármacos com baixa solubilidade em água. Neste método, são fabricados tanques de cera de triglicéridos e esteróides e o fármaco é colocado no seu interior, para aumentar a semi-vida. Nestas nanopartículas são utilizados tensioactivos. As nanopartículas de polímeros são uma das maiores categorias e a categoria mais comum em medicamentos comerciais.

Estas nanopartículas devem ser concebidas e analisadas com ferramentas de bioinformática, de modo a apresentarem uma toxicidade mínima e serem biocompatíveis. Um dos pontos positivos destas nanopartículas é o controlo preciso da meia-vida e da taxa de libertação do fármaco.

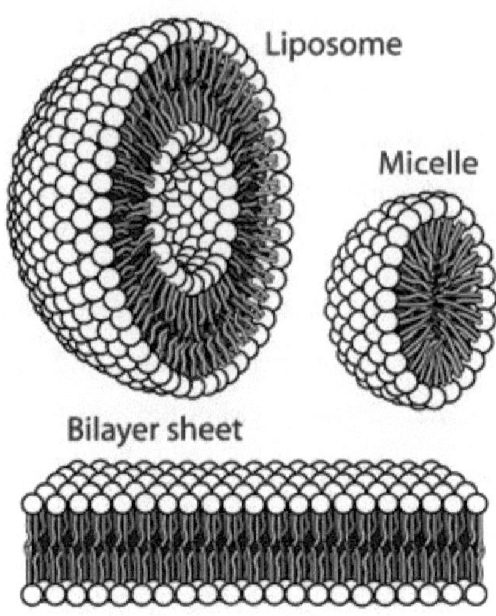

Figura 6. Lipossoma

B) Dendrímero: Os dendrímeros são também nanopartículas que se assemelham a árvores ramificadas, cuja forma pode ser alterada por simples mudanças físicas. Neste método, o medicamento pode ser colocado numa cápsula com dendrímeros. O dendrímero de oleína introduzido no mercado chama-se Vivagel.

C) Polímeros: As polimerases são também multicamadas como as micelas, mas têm menor penetração na célula e são utilizadas para reduzir a taxa de libertação do fármaco e têm também maior resistência física e mecânica, um dos factores importantes na conceção de fármacos. Além disso, estas nanopartículas têm menos reação com os macrófagos.

Nanopartículas de hidrogel

Estas nanopartículas absorvem uma grande quantidade de líquido em ambientes biológicos e aquáticos. Nesta categoria, existem também nanopartículas responsivas a estímulos que podem libertar os seus fármacos em função do pH ou de substâncias específicas, são utilizadas na cicatrização de feridas, em biossensores, etc.

Nanoestruturas que transportam fármacos: as nanoestruturas e os nanomedicamentos mais importantes utilizados na administração de novos fármacos são:

- ✓ Lipossomas para uma melhor penetração.
- ✓ Capsídeo e vírus para administração de medicamentos.
- ✓ Nanopartículas utilizadas para a administração de medicamentos.
- ✓ Nano cápsulas.
- ✓ Nano-seringas celulares.
- ✓ Libertação de fármacos através de nano-suspensões.
- ✓ Utilização de macromoléculas de auto-montagem para o transporte de medicamentos.

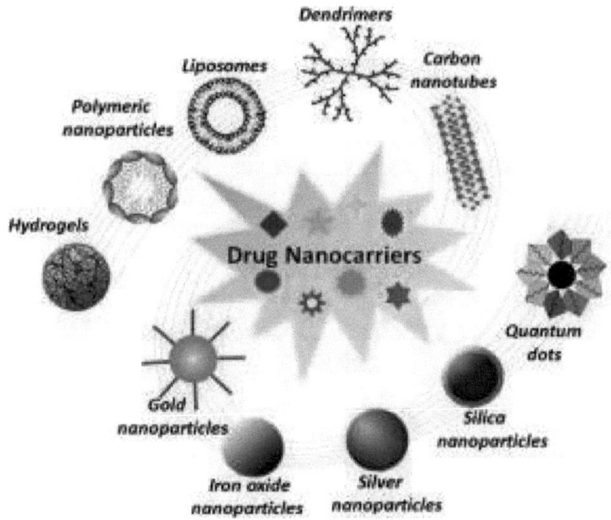

Figura 7. Sistema de administração de fármacos novo e eficaz baseado em nanocarreadores

Flare's

Outro tipo de partículas que podem ser utilizadas na administração de medicamentos são os fulerenos, que são um dos alótropos do carbono e incluem anéis de átomos de carbono com 5 e 6 lados. Estes compostos são muito eficazes como transportadores de fármacos. O fulereno mais conhecido é o Bucky Ball, que é semelhante a uma bola de futebol e é constituído por 20 hexágonos e 12 pentágonos.

Os investigadores do Instituto C-Sixty utilizam macromoléculas terapêuticas sob a forma de fulerenos. Os fulerenos são estruturalmente semelhantes a bolas de futebol e, como antioxidantes, têm a capacidade de absorver os radicais livres, que aumentam durante doenças como as doenças nervosas, ataques cardíacos e diabetes.

Alguns tipos de substâncias têm oxigénio ativo e radicais livres que podem colocar os seus electrões desemparelhados em contacto com moléculas vitais, como os ácidos nucleicos, causando assim a destruição e a morte celular. Os investigadores sexistas acreditam que os fulerenos actuam como uma esponja radicalar e podem absorver os electrões destruídos. Na prática, os fulerenos são insolúveis em água, pelo que é necessário aumentar de alguma forma a sua solubilidade.

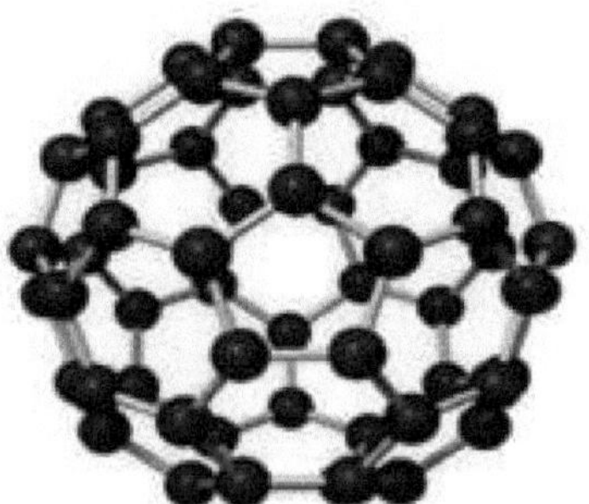

Figura 8. Estrutura do fulereno

Lipossomas

Os lipossomas têm sido muito populares na administração de medicamentos. Estas substâncias podem conter e envolver esfericamente substâncias medicinais. Até à data, muitos compostos, incluindo anticancerígenos e antibióticos, têm sido utilizados pelos lipossomas. Por outro lado, há também empresas como a Enosize que têm conseguido utilizar os lipossomas como transportadores de medicamentos. A maioria das células utiliza transportadores chamados exossomas para transmitir as suas mensagens e sinais importantes a outras células.

No sistema imunitário, estas células serrilhadas detectam agentes virais e infecciosos. De facto, esta empresa conseguiu fabricar doxossomas artificiais para combater o cancro. Com a ajuda deste método, os investigadores da Inosyz poderão criar uma espécie de imunidade adquirida contra vários tipos de cancro.

Anticancerígeno

Hipócrates, conhecido como o pai da ciência médica, que viveu entre 460 e 370 a.C., observou cancros da pele, do nariz e da mama e comparou o seu aspeto a caranguejos. Utilizou a palavra caranguejo (carconus carcinoma) para designar o cancro. Mais tarde, Celsius, um médico romano, utilizou o sinónimo latino desta palavra, cancro. Os médicos muçulmanos também utilizaram o sinónimo desta palavra, cancro, que significa caranguejo.

Cerca de 150 anos depois de Cristo, Galeno, um médico romano, utilizou a palavra Oncos (o equivalente grego de engolir) para descrever os tumores, e o seu termo é utilizado atualmente como parte do nome dos oncologistas. O primeiro diagnóstico científico da causa do cancro foi feito em 1775 pelo Dr. Percival Pott, um médico britânico. Descobriu que o cancro dos testículos era mais comum entre os limpadores de tubos de aquecimento em Londres.

Com a invenção do microscópio e os esforços de vários médicos, o mistério do cancro foi gradualmente revelado e muitos cancros foram reconhecidos. No século XVIII, a metástase ou disseminação das células cancerosas foi revelada pela primeira vez aos médicos com a ajuda de um microscópio. Em 1863, Rudolph Wiershaw apercebeu-se pela primeira vez da relação entre inflamação e cancro e a sua descoberta fez com que as atenções se voltassem para a doença do cancro, que até então era posta em dúvida. Em 1873, Theodor Billerot realizou a primeira cirurgia bem sucedida contra o cancro num doente com cancro da laringe, mas a base genética do cancro foi reconhecida pela primeira vez em 1902 pelo zoólogo alemão Professor Theodor Boveri.

Descobriu que os cromossomas desempenham um papel na divisão das células cancerosas e que as mutações nos genes destas células são provavelmente a causa do cancro. O seu sucesso nesta matéria ajudou-o a perceber que os raios X, os agentes químicos e físicos, como os venenos e as feridas, podem causar mutações e, mais tarde, cancro. Com a descoberta do rádio por Marie Curie e o seu marido, o tratamento do cancro entrou numa nova fase e os médicos deixaram de tratar os doentes sozinhos, tendo os radiologistas entrado também nesta área.

Em 1907, a Associação Americana para a Investigação do Cancro foi criada para investigar e recolher informações sobre esta nova doença (cancro). Em 1964, um pequeno grupo de médicos fundou a oncologia para um tratamento melhor e mais específico dos doentes com cancro.

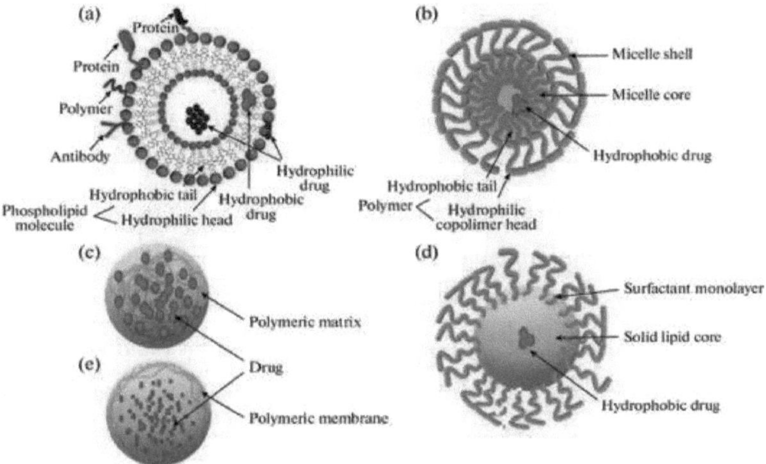

Figura 9. Nanocarreadores modernos como um fator

Produção de nanopartículas com Bevacizumab

Utilizações do bevacizumab

- ✓ Tratamento do cancro colorrectal metastático.
- ✓ Tratamento do cancro do pulmão com células não pequenas e não humanas.
- ✓ Tratamento do glioblastoma progressivo.
- ✓ Tratamento do carcinoma de células renais metastático.

O medicamento Bevacizumab é produzido sob a forma de nanocápsulas utilizando várias ciências, como a engenharia química, a farmácia, a engenharia de polímeros e a química na empresa Pasargad tissue and gene. O objetivo da produção deste medicamento é a realização de investigação em vários estudos sobre o cancro em modelos animais.

Devido à toxicidade dos polímeros sintéticos, são utilizados polímeros naturais como o quitosano, o alginato, a gelatina e o colagénio para encapsular este medicamento. Para este efeito, foi utilizada a técnica de produção de gel pelo método de ionização. As nanopartículas são finalmente separadas por centrifugação e lavadas várias vezes com água desionizada para remover o biopolímero e produtos químicos adicionais. Em seguida, para facilitar a utilização do medicamento, adicionamos um volume específico de água desionizada às nanopartículas e procedemos à sonicação. O coloide final é armazenado em frascos de 5 ml. Nos últimos anos, tem sido considerada a produção de nanopartículas como transportadores para a administração de medicamentos.

Ao alterar as propriedades de libertação do fármaco, os nanoportadores melhoram o desempenho do fármaco e reduzem os seus efeitos secundários. Na produção deste tipo de nanopartículas são utilizados diferentes materiais, como polímeros, partículas metálicas e lípidos, que apresentam diferentes morfologias consoante o método de produção.

Os sistemas de administração de medicamentos baseados em nanopartículas entraram agora no mercado farmacêutico mundial e a sua utilização na administração de medicamentos está a aumentar de dia para dia. A perspetiva futura da investigação neste domínio é o desenvolvimento de nanopartículas medicinais com múltiplas funções. Nos últimos anos, tem-se prestado muita atenção à preparação de nanopartículas como transportadores para a administração de medicamentos.

Ao alterar as propriedades farmacocinéticas do fármaco, os nanoportadores melhoram o desempenho do fármaco e reduzem os seus efeitos secundários. Na produção de nanopartículas para efeitos de administração de fármacos são utilizados diferentes materiais, como polímeros, partículas metálicas, lípidos, etc., e, dependendo do método de produção, podem ser produzidas partículas de diferentes formas e tamanhos.

Os sistemas de administração de medicamentos baseados em nanopartículas entraram agora no mercado farmacêutico mundial e a sua utilização na administração de medicamentos está a aumentar de dia para dia. A perspetiva futura da investigação é o desenvolvimento de nanopartículas farmacêuticas com múltiplas funções, por exemplo, partículas com a capacidade de administração de fármacos direcionados e imagiologia simultânea.

Atualmente, a nanociência é considerada um dos indicadores importantes da tecnologia. A nanociência é utilizada em vários domínios, como os produtos farmacêuticos, a administração de medicamentos, a cirurgia, etc. A nanotecnologia no domínio da administração de medicamentos e dos produtos farmacêuticos tem sido sempre um dos tópicos investigados e estudados pelos cientistas. Atualmente, a aplicação da nanotecnologia no domínio da administração de medicamentos específicos tornou-se muito mais especializada. Esta segmentação e especialização é especialmente importante para os especialistas e depois para os doentes.

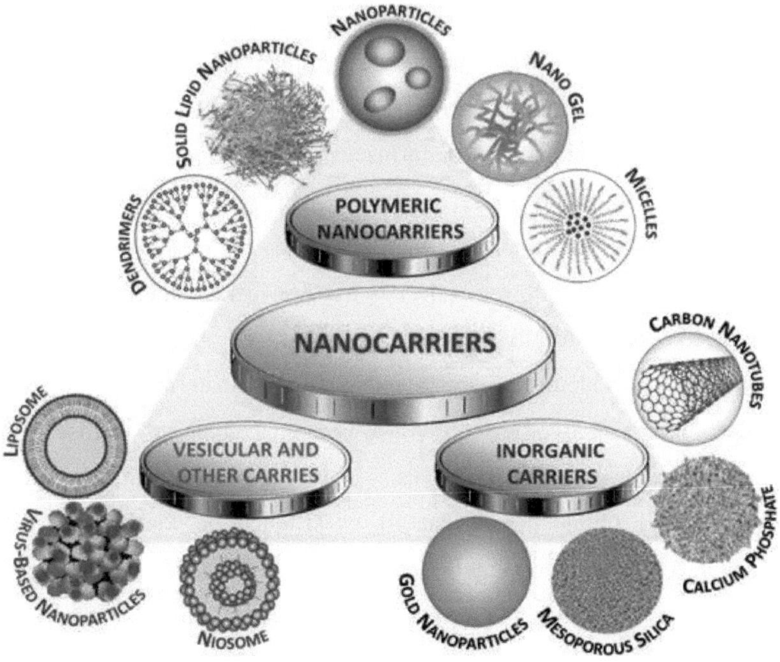

Figura 10. Tendências e desafios actuais em matéria de aspectos farmacoeconómicos

Atualmente, devido a muitas complicações e efeitos secundários, os medicamentos são utilizados sob a forma de administração orientada de medicamentos, que tem um melhor desempenho e, por outro lado, tem menos efeitos secundários. A administração orientada de medicamentos funciona bem quando o medicamento atinge diretamente as células dos tecidos-alvo e não perturba a função e as funções de outras células e tecidos.

A administração orientada de fármacos é efectuada através de vários instrumentos, como nanorrobôs, nanopartículas lipídicas, dendrímeros, etc. Nos últimos anos, o desenvolvimento da nanotecnologia teve um enorme impacto no desenvolvimento de sistemas de administração de medicamentos. Foram utilizados vários materiais orgânicos ou inorgânicos para preparar sistemas de administração de medicamentos para um tratamento seguro e eficaz do cancro.

Os sistemas de administração de fármacos baseados em nanopartículas de PLGA têm suscitado grande interesse. Porque podem transportar diferentes tipos de fármacos, tais como moléculas hidrofóbicas ou hidrofílicas pequenas ou grandes, e protegê-los da degradação e da libertação descontrolada. Estes sistemas de administração de medicamentos podem melhorar a interação com materiais biológicos e ajudar moléculas-alvo específicas a atingir tecidos ou células com propriedades de superfície especiais.

Para além do tratamento do cancro, os sistemas de administração de medicamentos baseados em PLGA são amplamente utilizados noutras aplicações terapêuticas, como a vacinação ou o tratamento de perturbações neurológicas, inflamação e outras doenças. As partículas CD

Bio oferecem atualmente uma vasta gama de nanopartículas de PLGA com excelente biocompatibilidade e degradabilidade, incluindo nanopartículas de PLGA revestidas com estreptavidina, nanopartículas de PLGA funcionalizadas e nanopartículas de PLGA fluorescentes magnéticas funcionalizadas. Estas nanopartículas em monocamada formam uma nanoestrutura com um núcleo hidrofóbico encapsulado dentro de um invólucro hidrofílico.

As nanopartículas magnéticas e as moléculas de corantes podem ser encapsuladas com um núcleo hidrofóbico. Além disso, esta empresa americana fornece nanopartículas de PLGA com várias modificações de superfície, incluindo grupos COOH, metoxi-PEG e PEG-Azida. Apresenta também nanopartículas de PLGA covalentemente com proteínas de estreptavidina na superfície. As nanopartículas de PLGA da CD Bio são instrumentos versáteis e eficazes para a administração de agentes terapêuticos que podem ser adaptados às necessidades específicas de cada aplicação.

A CD Bio particles oferece uma variedade de nanopartículas de dióxido de titânio fabricadas com precisão, com tamanho e forma uniformes. São apresentadas diferentes formas cristalinas, incluindo nanopartículas de titânia amorfa, anatase e rutilo, tanto em pó nanométrico como em suspensão. Estas nanopartículas de titânia têm uma vasta gama de dimensões, desde cinco nanómetros a 500 nanómetros.

As partículas de titânia funcionalizadas também estão disponíveis para conjugação covalente com proteínas, anticorpos e outras biomoléculas. As nanopartículas de titânia podem ser utilizadas em vários produtos devido à sua forte absorção de raios ultravioleta e propriedades fotocatalíticas activas.

Investigadores alemães desenvolveram um novo método analítico que poderá melhorar a compreensão dos cientistas sobre as nanopartículas que contêm ARNm e os produtos farmacêuticos que as contêm. Neste método, são combinadas as duas ferramentas de dispersão de raios X a baixo ângulo (SAXS) e a fração assimétrica de corrente de campo (AF4). Muitos nanofármacos contendo ARNm que se encontram atualmente em várias fases de desenvolvimento poderão estar disponíveis no futuro.

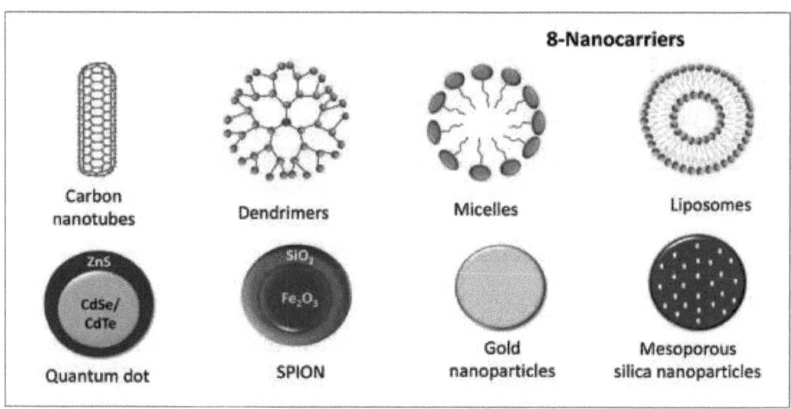

Figura 11. Sistemas inteligentes de administração de medicamentos baseados em nanocarreadores

Um dos requisitos para a aplicação de ARNm em produtos farmacêuticos é a sua incorporação em sistemas de entrega adequados. As nanopartículas à base de lípidos são pequenas gotículas de moléculas semelhantes a lípidos que actuam como embalagem protetora do ARNm. As suas propriedades dependem da composição, estrutura, protocolo de produção e outras condições. Um aspeto importante das nanopartículas é o seu tamanho. Devido à sua natureza, estas nanopartículas podem variar ligeiramente de tamanho. Algumas delas são ligeiramente mais pequenas, outras são ligeiramente maiores do que o valor médio.

O tamanho das partículas pode afetar a estabilidade e o comportamento da formulação após a administração. Por conseguinte, é importante controlar o tamanho destas partículas no interior de um produto farmacêutico para avaliar e garantir a sua qualidade. Cientistas do EMBL, em Hamburgo, da Universidade Johannes Gutenberg, em Mainz, da Post nova Analytics e da Biotech SE desenvolveram um novo método para determinar o tamanho de todas as partículas desses produtos farmacêuticos, bem como a sua estrutura e o número de moléculas de ARN no seu interior.

Heinrich Haas, um dos investigadores deste projeto, afirma: Até agora, tem sido muito difícil medir todas as propriedades relacionadas com o tamanho. Por conseguinte, muitas vezes apenas eram determinados valores médios. Com este novo método, podemos determinar muitas propriedades relacionadas com o tamanho simultaneamente com uma única medição para todas as nanopartículas de um produto. Esta informação pode ser muito útil para avaliar a qualidade do produto.

De acordo com a sede da Nano, este método será também aplicável ao controlo de outros produtos farmacêuticos. Os lipossomas são outro tipo de nanopartículas medicinais utilizadas há muitos anos no tratamento do cancro ou de doenças infecciosas, como as infecções fúngicas, afirmou Peter Langgut, da Universidade Johannes Gutenberg.

Atualmente, existem até produtos genéricos de lipossomas no mercado, e é provável que venham a surgir mais no futuro. Este novo método pode ajudar a avaliar a qualidade destas partículas em produtos farmacêuticos de alta qualidade a um custo ainda mais razoável.

Navami's

O Navami's é um novo nanomedicamento concebido para tratar doenças auto-imunes através da modulação selectiva das respostas celulares específicas da doença sem prejudicar a imunidade natural do organismo. O Navami's visa especificamente as células T patogénicas e fornece um sinal que reprograma as células T efectoras. As células T reguladoras específicas da doença induzem tolerância imunitária para bloquear as respostas imunitárias adversas aos antigénios, mantendo a vigilância e a atividade imunitárias normais.

O Navacim, na sua forma final, é uma molécula de nanopartículas/proteínas com atividade medicamentosa específica. Os Navami's são fabricados através da combinação de dois componentes, cada um dos quais tem um historial de produção de medicamentos e está presente em tratamentos aprovados. Especificamente, as duas partes constituintes dos Navami's são nanopartículas feitas de um núcleo de óxido de ferro revestido de polímero e proteínas peptídicas do complexo principal de histocompatibilidade (pMHC).

O Grupo Ardena é uma organização global de desenvolvimento e produção. A Ardena ajuda as empresas farmacêuticas e biotecnológicas a colocar as suas valiosas moléculas no mercado. A Ardena oferece uma vasta gama de serviços, desde o desenvolvimento inicial de ingredientes farmacêuticos até à forma de dosagem final.

Estes serviços incluem o desenvolvimento e a produção de produtos farmacêuticos, o desenvolvimento e a produção de produtos farmacêuticos, a embalagem, a rotulagem e o fornecimento de produtos farmacêuticos.

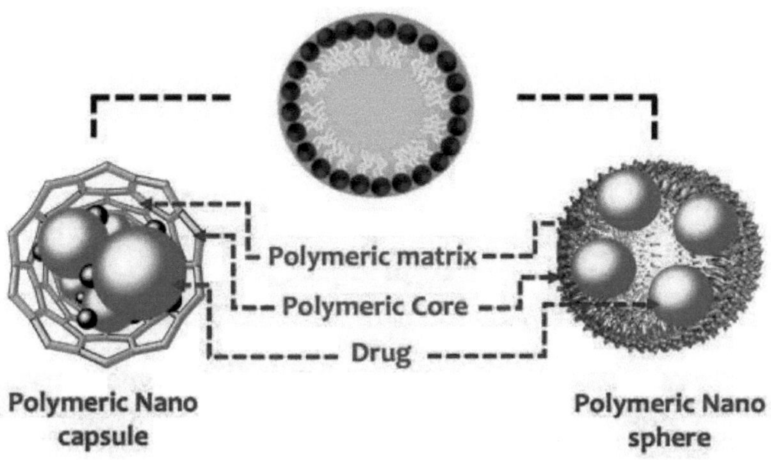

Figura 12. Nanocarreadores

Capítulo II

Alteração do desempenho dos nanoportadores farmacêuticos através da alteração das suas dimensões

Os resultados das recentes descobertas dos investigadores mostram que a alteração das dimensões dos nanotransportadores de medicamentos pode alterar a sua função no organismo e ter efeitos diferentes e por vezes opostos. Os resultados das recentes descobertas dos investigadores mostram que a alteração das dimensões dos nanotransportadores farmacêuticos pode alterar a sua função no organismo e ter efeitos diferentes e por vezes opostos.

Durante a última década, registaram-se avanços significativos no domínio da quimioterapia. No entanto, a administração de fármacos orientados para as células cancerosas enfrenta desafios. A nanotecnologia abriu alguns desses nós. Por exemplo, os nanoportadores e as nanocápsulas têm conseguido transferir moléculas e compostos medicinais para os pontos desejados pelos médicos.

Estes nanotransportadores são partículas muito pequenas que, se as suas dimensões se alterarem, podem seguir o caminho errado e entrar nas células saudáveis do corpo. Um dos pressupostos dos investigadores é que os nanoportadores mantêm as suas dimensões desde o início da produção e que essas dimensões não se alteram durante a utilização e a injeção no corpo. Um grupo de investigação liderado por Thomas Ipp, da Universidade de Delaware, demonstrou que os processos comuns utilizados na utilização de nanotransportadores podem afetar grandemente as suas dimensões e forma.

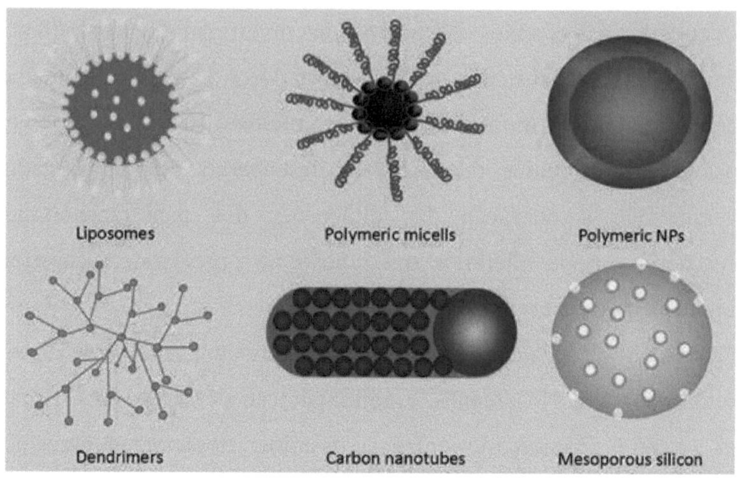

Figura 13. Aplicação do sistema de administração de nanofármacos

Esta descoberta dos investigadores foi publicada sob a forma de um artigo intitulado Size Evolution of Highly Amphiphilic Macromolecular Solution Assemblies Via a Distinct Bimodal Pathway na revista Nature Communications.

Sullivan, um dos investigadores deste projeto, afirma: Os agentes de quimioterapia são concebidos de forma a afetar a divisão celular. Por conseguinte, estas substâncias não só destroem as células cancerosas, como também são perigosas para outras células, impedindo-as de se dividirem. Segundo ele, estes compostos provocam a queda de cabelo e perturbam o sistema imunitário. Por isso, deve ser encontrado um método para a libertação selectiva de medicamentos de quimioterapia nas células cancerígenas. Assim, os investigadores planeiam proteger o medicamento até que este atinja o seu alvo. Diz Ip: A auto-montagem de moléculas de polímero pode ser utilizada para criar estruturas uniformes e homogéneas, mas é necessário garantir que estas estruturas não mudam de forma após a produção.

Os resultados mostram que esta alteração é pequena, mas pode ter efeitos significativos. Se as dimensões do nanoportador forem de 75 nm, este pode libertar o fármaco diretamente no tumor, mas se essas dimensões atingirem 150 nm, o fármaco acumular-se-á e será armazenado no baço ou no fígado, afirma Yip.

Por conseguinte, uma pequena dispersão na distribuição do tamanho das partículas da amostra pode alterar o destino do nanoportador no organismo. Os resultados desta investigação científica são muito úteis para a produção, armazenamento e utilização de nanoportadores.

Modificação de nanopartículas farmacêuticas para aumentar a penetração cutânea

Ao alterar a forma, o revestimento e a química da superfície das nanopartículas de ouro, os investigadores britânicos aumentaram o seu poder de penetração na pele e conseguiram controlar a sua penetração na pele. Com este trabalho, podem ser concebidos nano-transportadores de medicamentos mais eficazes. Os investigadores da Universidade de Southampton conseguiram apresentar um método para aumentar a capacidade de penetração das nanopartículas na pele. Isto pode ser útil para libertar o fármaco através da pele. Um dos problemas na produção de transportadores de fármacos baseados em nanopartículas é que não há muito controlo sobre a penetração das nanopartículas na pele.

Por conseguinte, não é possível estabelecer regras específicas para a libertação do fármaco através da pele. Para resolver este problema, os investigadores alteraram a carga superficial, a forma e os grupos funcionais das nanopartículas de ouro, de modo a que as nanopartículas possam atravessar a pele.

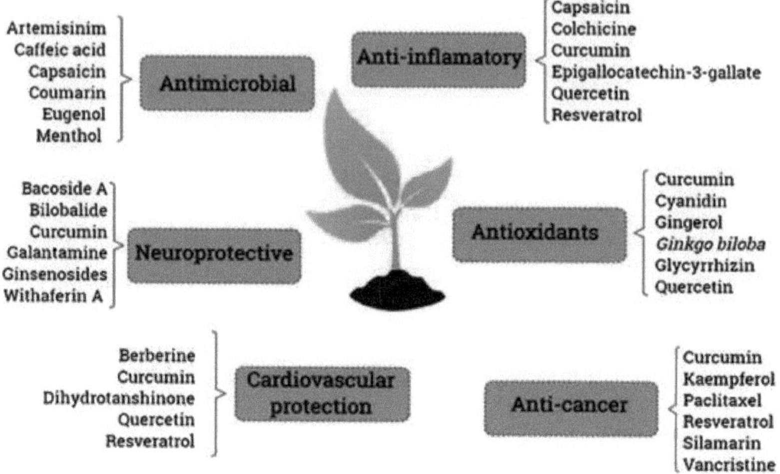

Figura 14. Sistemas de administração de medicamentos à base de nanotecnologias: desenvolvimentos recentes

Antonio Canaras, um dos investigadores deste projeto, afirma: Ao fabricar nanopartículas com diferentes propriedades físicas e químicas e ao testá-las na pele, as nanopartículas com carga positiva podem atravessar a pele de forma duas a seis vezes mais eficaz. Quando estas nanopartículas são revestidas com uma camada de péptidos, a quantidade de penetração aumenta dezenas de vezes.

Além disso, ao alterar a sua forma, as nanopartículas podem ser direcionadas para partes mais profundas da pele. É importante saber o que aumenta a penetração das nanopartículas. Conhecendo estes indicadores, é possível evitar a penetração na pele de nanopartículas tóxicas, como os cosméticos e os produtos de higiene. afirma Kanaras: Tencionamos utilizar estas descobertas para conceber nanomedicamentos. Para levar a cabo este projeto, contámos com a ajuda do sector industrial e cooperámos com organizações governamentais.

Nanopartículas como novos sistemas de administração de medicamentos no sistema nervoso

A administração de medicamentos no sistema nervoso central é um desafio para os biólogos devido às barreiras protectoras. A eficácia do fármaco no sistema nervoso central depende da capacidade do fármaco para atravessar a barreira hemato-encefálica e atingir concentrações terapêuticas no cérebro após a administração.

Por conseguinte, o insucesso no tratamento das doenças do sistema nervoso central não se deve muitas vezes a uma falta de potência do medicamento, mas sim a um problema no método de administração do medicamento. A nanotecnologia, especialmente a utilização de nanopartículas na administração de medicamentos, tem registado respostas promissoras nos últimos anos. Em geral, para serem eficazes, os tratamentos medicinais devem ter um bom tempo de conservação no sangue.

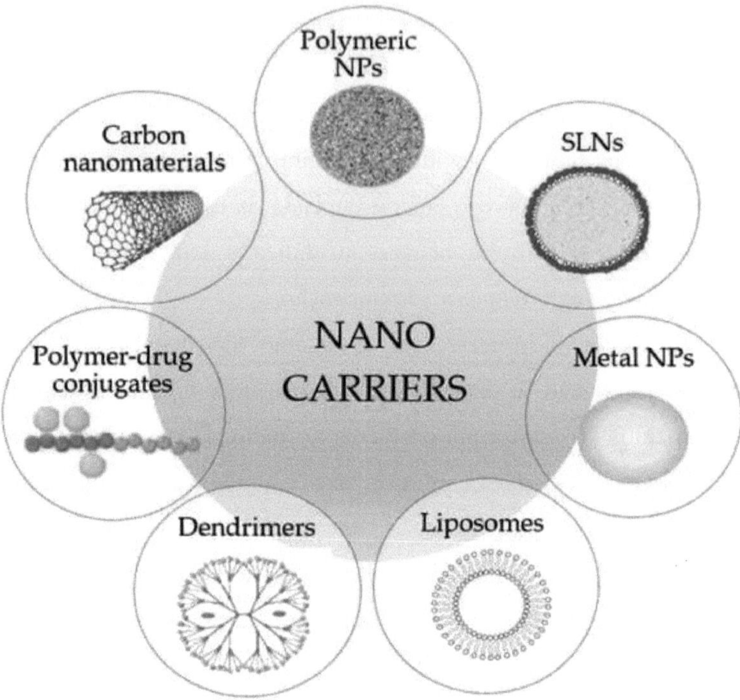

Figura 15. Nanocarreadores

As nanopartículas são geralmente mais eficazes devido ao seu pequeno tamanho. Vários factores, como o peso, a carga superficial, as caraterísticas da superfície, o tamanho e a forma, são eficazes na persistência das nanopartículas no sangue. Naturalmente, depois de as nanopartículas entrarem no corpo, estas estruturas podem ser identificadas e removidas por fagócitos como os neutrófilos e os macrófagos.

O elevado rácio superfície/volume das nanopartículas confere-lhes a capacidade de ligarem múltiplos ligandos à sua superfície. Por exemplo, as nanopartículas lipídicas sólidas funcionalizadas com ácido ferúlico foram investigadas para fins antioxidantes em modelos animais de acidente vascular cerebral. Num outro estudo, foram colocados péptidos protectores dos neurónios em nanoestruturas de monossialotetrahexosilglicósido para o tratamento combinado da doença de Alzheimer.

Além disso, as nanopartículas revestidas com polilobato ou polietileno e com um tamanho inferior a 80 nm podem ser protegidas do sistema reticuloendotelial e circular no sangue durante muito tempo.

Atualmente, devido à existência de cargas negativas na superfície das células endoteliais, é possível criar uma interação eletrostática através da funcionalização da superfície das nanopartículas com biomoléculas de carga positiva, o que facilita a passagem das nanopartículas através da barreira hemato-encefálica.

As nanopartículas atravessam a barreira hemato-encefálica através dos receptores de transferrina e de lipoproteínas no interior da célula por absorção. Por exemplo, a absorção celular começa com a ligação da transferrina ao seu recetor e continua com a endocitose, que pode permitir que a mistura fármaco-nanopartícula atravesse a barreira hemato-encefálica.

Além disso, a circulação a longo prazo de nanopartículas modificadas no sangue facilita a interação e a penetração nas células endoteliais e a possibilidade de um maior controlo das acções celulares. No entanto, apesar dos actuais progressos na nanociência das aplicações farmacêuticas, a utilização de nanopartículas continua a enfrentar problemas.

Podem referir-se, por exemplo, interações desconhecidas com os tecidos e consequências imprevisíveis. A este respeito, as nanopartículas de óxido de cério com elevado poder de penetração podem evitar a formação de tecido cicatricial que impede a recuperação em lesões da espinal medula. As nanopartículas catiónicas podem estar presentes na corrente sanguínea durante muito tempo sem causar efeitos tóxicos e têm melhor permeabilidade ao sistema nervoso central do que as nanopartículas aniónicas.

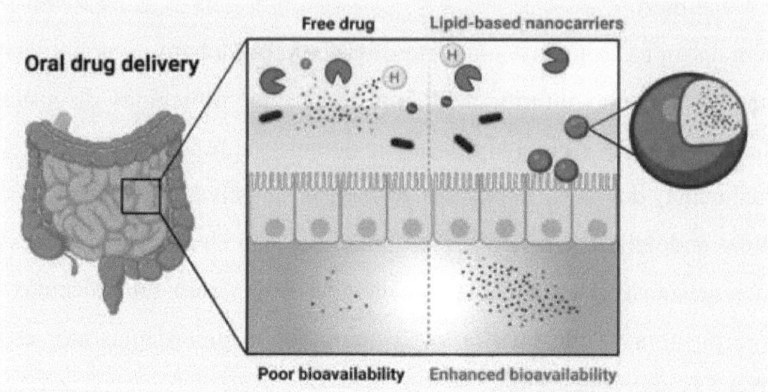

Figura 16. Abordagens actuais dos nanocarreadores de base lipídica

Por exemplo, as nanopartículas catiónicas de ouro entram na célula sem consumir energia e contornando métodos como a endocitose e afectando a função da célula. Os nanomateriais podem ser utilizados como transportadores de enzimas antioxidantes. As enzimas antioxidantes são capazes de reduzir as espécies reactivas de oxigénio, mas permanecem no sangue durante um curto período de tempo e depois decompõem-se. Por conseguinte, é difícil atravessar a barreira hemato-encefálica devido à sua curta presença.

A maioria dos sistemas de administração de fármacos apresenta-se sob a forma de nanopartículas de polímero. Estas nanopartículas têm a capacidade de passar através de junções celulares estreitas. Têm também uma elevada capacidade de carga de fármaco e aumentam a eficácia dos fármacos combinados. A este respeito, as nanocápsulas e as nanoesferas são muito importantes na administração moderna de medicamentos. Porque têm uma elevada capacidade de carga de fármaco e são capazes de proteger o fármaco. Por conseguinte, aumentam a probabilidade de o fármaco chegar ao cérebro. Além disso, estes nanomateriais são utilizados para impedir o reconhecimento do fármaco pelos macrófagos do sistema reticuloendotelial.

Comparação das lesões do sistema nervoso central e periférico

Devido à presença da barreira hemato-encefálica, a passagem dos macrófagos para os tecidos danificados e a limpeza dos resíduos celulares no sistema nervoso central ocorre lentamente. Além disso, as substâncias segregadas pelas células da neuroglia no sistema nervoso central e periférico são diferentes, o que provoca diferenças no processo de reparação destes dois sistemas.

Uma das maiores diferenças entre estes dois dispositivos é que, no sistema nervoso central, os axónios não têm a capacidade de se regenerar e reparar. Além disso, existem factores no sistema nervoso central que podem impedir a reparação dos axónios. Como os glicosaminoglicanos, que estão presentes no ambiente da matriz extracelular do sistema nervoso central.

Nanopartículas no tratamento de doenças do sistema nervoso periférico

Considerando que diferentes mecanismos desempenham um papel na reparação dos nervos periféricos, consequentemente, vários sinais moleculares podem ser eficazes nestes processos. Estes sinais podem desempenhar um papel nestes processos complexos separadamente ou em cooperação uns com os outros, utilizando métodos específicos como a expressão específica ou a eliminação de genes em células do tecido nervoso ou utilizando anticorpos específicos.

Vários factores podem causar lesões nos nervos periféricos. Para além de provocar alterações no axónio dos neurónios danificados, a lesão dos nervos periféricos pode também provocar um mau funcionamento dos órgãos com eles relacionados. Hoje em dia, foi demonstrado que o órgão alvo tem um efeito de apoio nos neurónios motores através da secreção de factores tróficos, sem estes factores a manutenção e sobrevivência destes neurónios é impossível. Com as lesões nervosas, os neurónios ficam privados destes factores tróficos e, na maioria dos casos, para além da morte dos neurónios, o órgão associado a estes nervos também se deteriora.

A libertação de radicais livres e de citocinas inflamatórias está entre os eventos que ocorrem durante a destruição neuronal e as doenças neurológicas. As espécies activas de azoto, como o óxido nítrico, e a produção de espécies reactivas de oxigénio estão entre os factores que podem levar à apoptose e à morte celular.

Após um traumatismo do sistema nervoso periférico, a administração de agentes anti-inflamatórios é uma das estratégias adequadas para controlar os danos e fazer avançar o processo de cicatrização.

A produção de muitos radicais livres, que são produzidos por vários factores, tais como danos no sistema nervoso, pode causar danos nas células, tais como danos nas proteínas celulares, danos no ADN (ácido desoxirribonucleico), oxidação da membrana e alterações nas lipoproteínas. e causar várias doenças. A pequena dimensão das nanopartículas aumenta a sua relação superfície/volume e, como resultado, pode absorver mais radicais livres e, desta forma, pode ser uma solução adequada para lidar com os radicais livres libertados após danos nos nervos. É de notar que os investigadores de nervos periféricos utilizam normalmente o nervo ciático como método de estudo para a reparação de nervos utilizando diferentes doses. Porque este tipo de modelação em ratos é relativamente barato.

Soluki et al investigaram os efeitos das nanopartículas de óxido de cério na melhoria do desempenho motor e nas alterações dos tecidos após lesão do nervo ciático em ratos. A velocidade do processo de recuperação e a melhoria do desempenho motor nos grupos tratados com óxido de cério aumentaram significativamente em comparação com o grupo de controlo. Além disso, noutro estudo que investigou o stress oxidativo induzido em células endoteliais e células nervosas, verificou-se que a nanopartícula de óxido de cério reduziu a apoptose celular e foi eficaz na reparação de nervos periféricos.

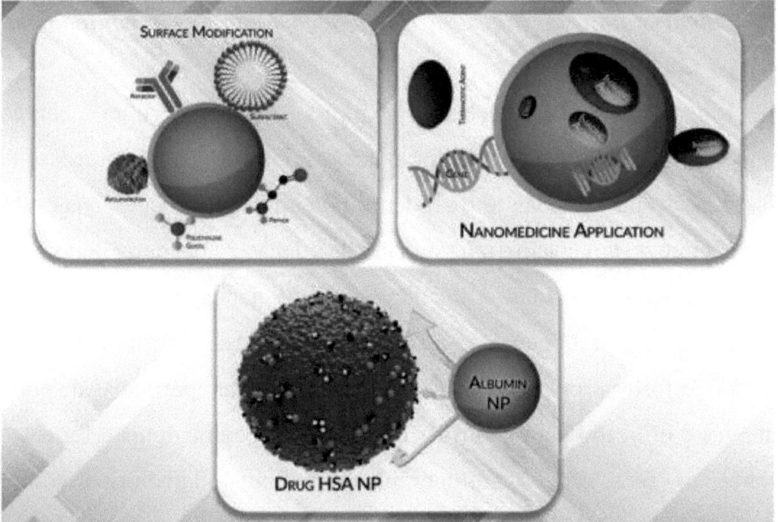

Figura 17. Nanopartículas de albumina como nanocarreadores

O aumento da sobrevivência das células neuronais também ocorre com a redução dos danos oxidativos e, devido à propriedade antioxidante do óxido de cério, neste processo, as nanopartículas de óxido de cério podem atuar rapidamente e absorver espécies reactivas de oxigénio.

Além disso, foi confirmado o efeito desta substância na angiogénese, na modulação do sistema nervoso, nas aplicações anticancerígenas, na inibição da hipertensão arterial, nos efeitos antibacterianos, na redução dos níveis de colesterol e na redução dos danos nos tecidos danificados. Devido às propriedades das nanopartículas, existe uma grande esperança para a criação de meios de diagnóstico e tratamento na medicina.
Uma das moléculas proeminentes para aplicações terapêuticas e de diagnóstico são as nanopartículas magnéticas, que podem conduzir os fármacos para locais preferenciais utilizando um campo magnético.

Os nanoprodutos da indústria do medicamento e do equipamento médico são os seguintes:

1- Ligadura antibacteriana (Ajikat): Esta ligadura contém nanopartículas de prata com propriedades antibacterianas. O processo de cicatrização das feridas é retardado por infecções bacterianas. Por conseguinte, a prevenção e o tratamento da infeção é uma parte importante da cicatrização de feridas. A ligadura contendo nanopartículas de prata é utilizada para o tratamento de feridas com propriedades antibacterianas. Devido às fortes propriedades antibacterianas das nanopartículas de prata, este gás é utilizado para controlar a infeção em queimaduras e feridas, e exerce os seus efeitos antimicrobianos e anti-inflamatórios com a libertação lenta de iões de prata.

2- Medicamento anti-cancro (Sina Doxosome): O produto Sinadoxosome contém cloridrato de doxorrubicina lipossómica. A formulação deste produto tem uma forma que introduz a doxorrubicina em transportadores nano-lipossómicos e liberta o fármaco no tecido tumoral, aumentando a sua permeabilidade e estabilidade. Este transportador lipídico, com a sua baixa fuga, reduz os efeitos secundários da doxorrubicina, reduzindo assim a cardiotoxicidade deste medicamento, que é um dos seus efeitos secundários mais perigosos. O sinadoxossoma é utilizado no tratamento de vários tipos de cancro e, devido à sua elevada eficácia devido à sua natureza lipossomal, tem um efeito significativo em muitos cancros metastáticos, como os cancros metastáticos da mama e do ovário, bem como no mieloma múltiplo e no sarcoma de Kaposi em doentes com SIDA.

3- Nanoemulsão de vitamina E: os lipossomas são sacos esféricos microscópicos cujos componentes internos são soluções aquosas rodeadas por uma bicamada lipídica concêntrica. A membrana lipossómica pode ser constituída por lípidos sintéticos ou naturais que são relativamente biodegradáveis e biocompatíveis. Devido às propriedades únicas da estrutura da bicamada, os lipossomas são utilizados como transportadores de substâncias lipofílicas e moléculas solúveis em água.

4- Sina Curcumin 80: Este produto contém Nano micelas contendo curcumina, que tem a capacidade de se espalhar e dissolver na água. A curcumina não pode ser absorvida pelo corpo porque não se dissolve na água. Por conseguinte, a solubilização da curcumina em meio aquoso é muito importante. As micelas são massas de moléculas de surfactantes que têm cabeças hidrofílicas e extremidades hidrofóbicas e são capazes de solubilizar a curcumina. A colocação da curcumina em nanomicelas provoca a sua dissolução e dispersão em água e permite ao organismo absorver a curcumina. Em geral, os efeitos biológicos mais importantes da curcuma e da curcumina são os efeitos anti-inflamatórios, antioxidantes e de prevenção do cancro.

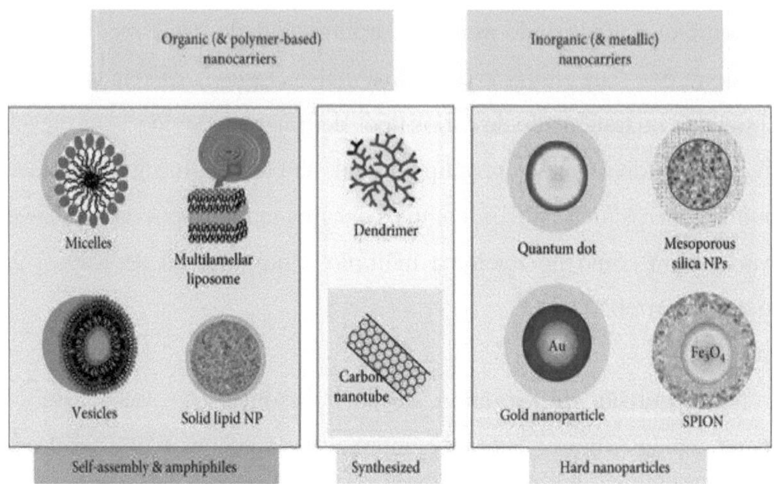

Figura 18. Exemplo dos produtos orgânicos mais utilizados

-5Nanopartículas de paclitaxel ligado à albumina: este produto é o paclitaxel ligado à albumina, sob a denominação comercial de Abraxan. O paclitaxel é uma substância anticancerígena natural que impede o processo de divisão celular e o crescimento das células cancerígenas. Neste medicamento, a capacidade da albumina é utilizada como um transportador natural de moléculas insolúveis em água no organismo, que se acumula seletivamente nos tecidos tumorais. Este medicamento não tem os efeitos secundários nocivos da quimioterapia como outros medicamentos que utilizam solventes, porque coloca o agente anti-cancerígeno ativo paclitaxel na albumina.

-6Kit LSPR com nanopartículas de ouro para a deteção de biomoléculas: Este produto é um kit LSPR de deteção de biomoléculas que funciona com base no processo SPR de nanopartículas de ouro e é capaz de detetar pequenas quantidades de biomoléculas. As nanopartículas de metais nobres apresentam uma forte banda de absorção na região da luz visível e ultravioleta, o que não se verifica no estado a granel. Esta banda de absorção é criada quando a frequência do feixe de entrada entra em ressonância com as oscilações dos electrões da banda de condução nas partículas metálicas. Este fenómeno é designado por ressonância plasmónica de superfície localizada (LSPR). Na experiência com LSPR, uma biomolécula é ligada à superfície das nanopartículas. Como resultado desta ligação, o dielétrico em torno das nanopartículas muda de água para a biomolécula mencionada. A quantidade de biomoléculas ligadas à superfície das nanopartículas pode ser estimada pela alteração do comprimento de onda de absorção máxima. A adsorção selectiva de biomoléculas à superfície das partículas e, consequentemente, a sua deteção, pode ser feita através da funcionalização da superfície das partículas e da ligação da biomolécula alvo a estes agentes. A deslocação do pico que ocorre devido a uma determinada molécula depende também fortemente da sua massa molecular. As moléculas maiores ocupam mais espaço e, em última análise, resultam numa maior transmissão de picos.

-7Sina Ampholish: Este produto é um gel tópico de anfotericina B nano-lipossómica a 4%, que é produzido para o tratamento da doença de Salk e pode ser utilizado topicamente. A anfotericina B é um medicamento antiparasitário e antifúngico eficaz utilizado no tratamento da doença de Salk. Devido à toxicidade renal causada por este fármaco, podem ser utilizadas formulações lipossómicas para a administração de fármacos específicos. A sua forma lipossómica reduz os efeitos nocivos deste medicamento no organismo e aumenta a penetração e a transferência para a superfície do fungo.

-8Fármaco nano-lipossomal contendo oligonucleótido inibidor de Bcl-2: Este fármaco é conhecido como um fármaco de terapia genética para o cancro, o encapsulamento deste fármaco num lipossoma reduz os seus efeitos secundários e também aumenta a penetração e a transferência para a superfície das células cancerosas.

9- Creme nano-lipossómico de espironolactona a 1%: A solubilidade do fármaco espironolactona em meio aquoso é baixa. Os nano-lipossomas podem ser utilizados como veículo para este medicamento. Os nano-lipossomas retardam a libertação do fármaco no organismo, tornam-no mais utilizável no meio aquoso e reduzem os seus efeitos nocivos.

10- Emulsão de copolímero de polietilenoglicol-polilactida contendo o medicamento paclitaxel: Este produto é o medicamento paclitaxel, que é carregado em nanomicelas de polímero para resolver o problema da baixa solubilidade. As micelas de polímero são formadas na concentração crítica do copolímero de dois componentes utilizado. O primeiro componente do copolímero tem a função de controlar a taxa de libertação do fármaco carregado, e a sua biocompatibilidade e biodegradabilidade tornaram-no particularmente importante na administração do fármaco paclitaxel, e o segundo componente aumenta o tempo de vida do fármaco no organismo. Este produto é conhecido como um medicamento anticancerígeno devido à sua eficácia terapêutica contra uma vasta gama de cancros.

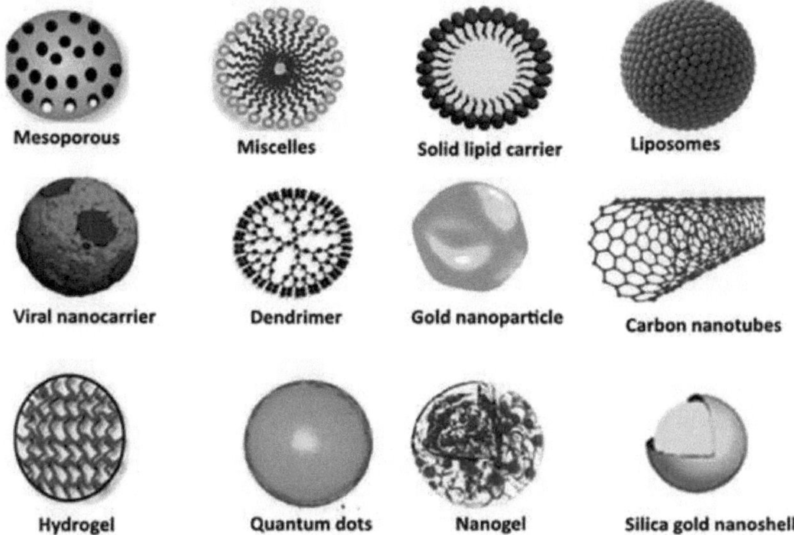

Figura 19. Avanços na administração de medicamentos mediada por nanocarreadores

Nanoemulsão de propofol

Uma emulsão é um sistema no qual uma fase líquida é dispersa noutra fase líquida insolúvel uma na outra. Neste sistema, são utilizados tensioactivos adequados para evitar a junção de fases semelhantes. Uma emulsão em que as gotículas atingiram dimensões nanométricas devido à tensão de cisalhamento aplicada é designada por nanoemulsão. A gama aceitável de dimensões nanométricas é de 1 a 100 nanómetros.

A produção de nanoemulsões requer a utilização de homogeneizadores de alta pressão. Estas emulsões contêm água, óleo, tensioativo e tensioactivos especiais com percentagens adequadas. As nanoemulsões têm propriedades físicas diferentes das microemulsões convencionais.

O presente produto é uma nanoemulsão de gotas de propofol em água, produzida à escala laboratorial. O propofol é um fármaco anestésico que é utilizado para induzir e manter a anestesia. Este medicamento é também utilizado para proporcionar alívio durante tratamentos especiais ou procedimentos cirúrgicos e de diagnóstico.

Coloide de nanopartículas de magnetite com dextrano

Os óxidos de ferro são compostos químicos constituídos por ferro e oxigénio que se encontram em diferentes formas na natureza, sendo as fases mais conhecidas a magnetite (Fe O_{34}), a magnetite (γ-Fe O_{23}) e a hematite (α-Fe O_{23}). Estes três tipos de óxido são muito importantes em termos de tecnologia. A magnetite é o mineral magnético mais famoso de todos os minerais naturais da Terra.

Este material tem uma estrutura de espinélio invertido em que os iões de ferro trivalente estão distribuídos aleatoriamente em sítios tetravalentes e octaédricos e os iões de ferro divalente estão distribuídos em sítios octaédricos. A magnetite apresenta um magnetismo permanente e não é magnética à temperatura ambiente. As partículas de magnetite não são porosas e a sua dissolução é mais rápida do que a de qualquer outro óxido de ferro trivalente puro.

Este material apresenta um comportamento quase metálico devido ao seu intervalo de energia relativamente pequeno. A temperatura de Curie da magnetite é de 850 K. O coloide de magnetite tem atraído muita atenção na biomedicina devido à sua estabilidade e biocompatibilidade.

Dexametasona Nano emulsão

O produto pretendido é a nanoemulsão lipossomal de dexametasona, cujo objetivo é controlar a sua taxa de libertação e aumentar a sua solubilidade em água. A dexametasona é utilizada no tratamento de problemas reumáticos, numerosos problemas de pele, alergias graves e asma. Este medicamento tem efeitos anti-inflamatórios e imunossupressores. Os nanolipossomas retardam a libertação de fármacos no organismo e reduzem os seus danos. Devido às propriedades únicas da sua estrutura de dupla camada, são utilizados como transportadores de substâncias lipofílicas e moléculas solúveis em água.

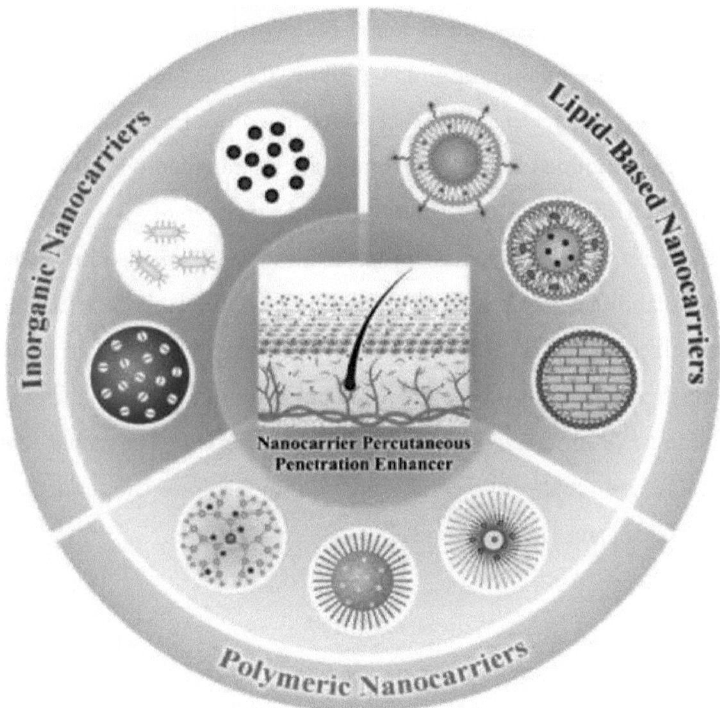

Figura 20. Avanços recentes na administração de medicamentos com base em nanocarreadores

Kit de diagnóstico da gravidez (Rima)

O kit de deteção rápida da gravidez é um kit de rastreio baseado em nanopartículas de ouro. A base da função do kit de acoplamento anticorpo-antigénio é, por conseguinte, colocada na categoria dos kits de imunocromatografia. O teste mencionado é capaz de detetar rapidamente a gravidez a partir de uma amostra de urina.

Penso de andaime bidimensional, base de mel contendo nanopartículas de arginina e fibras de colagénio-quitosano

Este produto é um penso de andaime bidimensional à base de mel que contém nanopartículas de arginina e fibras de colagénio-quitosano. As propriedades antibacterianas do mel impedem o crescimento de micróbios no ambiente húmido causado pelo ambiente de tratamento e, ao contrário de outros desinfectantes, não causa danos nos tecidos.

O colagénio tem excelentes propriedades de biocompatibilidade e biodegradabilidade, mas a elevada taxa de biodegradabilidade e a baixa resistência mecânica da base de colagénio levaram à utilização de ligações cruzadas em estruturas à base de quitosano como um método eficaz para melhorar as propriedades mecânicas deste material. A arginina, como aminoácido, é conhecida como um dos mediadores importantes no processo de cicatrização de feridas.

To3u_6.jpg

Estes materiais são geralmente classificados com base na sua composição química, mecanismo de administração e dimensões. A composição química destas substâncias inclui, principalmente, fosfolípidos naturais ou sintéticos, lecitina e fosfato de dilutanolamina. A estrutura de bicamada dos lipossomas provoca a libertação lenta de substâncias como a vitamina E e também provoca uma melhor estabilidade destas substâncias.

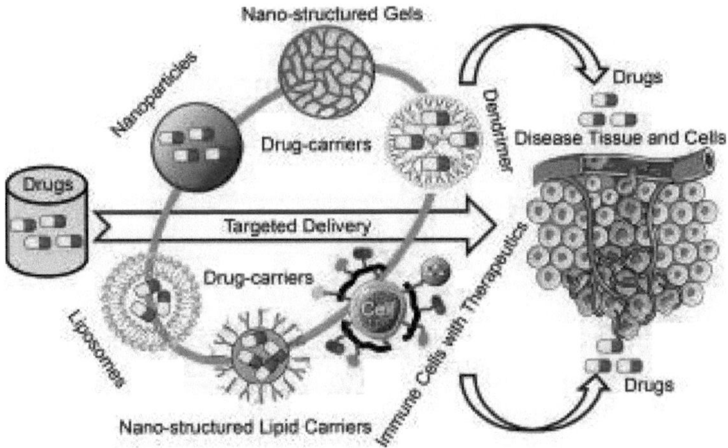

Figura 21. Sistemas baseados em nanocarreadores para

Nano partículas de carboneto de silício

Devido às suas propriedades físicas adequadas, os pós de carboneto de silício são utilizados em muitos casos, como abrasivos, refractários e elementos térmicos, aplicações electrónicas e ópticas, vedantes mecânicos, peças de bombas, fabrico de turbinas a gás, permutadores de calor e palhetas de cerâmica.

A síntese do pó de carboneto de silício tem sido feita por vários métodos, incluindo a síntese deste material não oxidante com matérias-primas como a sílica e compostos de silício, casca de arroz com vários compostos contendo carbono em fornos eléctricos e a gás comuns.

A síntese de carboneto de silício nanométrico por micro-ondas, devido à elevada velocidade de aquecimento do forno de micro-ondas e à impossibilidade de crescimento das partículas, conduziu à síntese nanométrica deste material.

O carboneto de silício é uma das cerâmicas não óxidas mais importantes que, devido às suas propriedades especiais, tais como: manutenção da resistência a altas temperaturas, baixo coeficiente de expansão, elevada condutividade térmica e eléctrica, elevada resistência à oxidação e estabilidade química, tem uma vasta aplicação em várias indústrias, incluindo a nuclear, eletrónica, aérea e espacial e automóvel, e é produzido e fornecido sob várias formas, incluindo pó, peças moldadas e películas finas.

O método mais conhecido para a produção de carboneto de silício é o método Echson, que se baseia na regeneração térmica do silício pelo carbono. Neste método, uma mistura de sílica e coque é aquecida em fornos eléctricos a altas temperaturas (cerca de 2900 K), o que dará origem à reação de grandes cristais de α-SiC. Os cristais de α-SiC têm uma estrutura hexagonal semelhante à do quartzito e as suas caraterísticas são a boa resistência a altas temperaturas.

Se for possível ajustar a temperatura no intervalo de 2100-1800 K, o β-SiC pode ser produzido utilizando o método Acheson. Este material tem uma estrutura cristalina semelhante à do zinco longo e tem uma elevada dureza. Para além do método de Acheson, foram também desenvolvidos outros métodos, tais como sol-gel, plasma térmico, regeneração carbotérmica, micro-ondas e deposição química de vapor. O método escolhido depende da estrutura do material desejado, da forma e do formato do produto final e da sua aplicação. No entanto, a maioria dos métodos acima referidos são dispendiosos em termos de tempo, materiais e consumo de energia. Por outro lado, na maioria dos processos de produção, devido à elevada temperatura e tempo, o tamanho do grão do produto final será grosseiro.

Como sabemos, o esmagamento da estrutura dos materiais cria propriedades desejáveis, como o aumento da resistência, da tenacidade, da resistência ao desgaste e da resistência à fadiga, sem alterar as propriedades físicas. Por conseguinte, a produção de carboneto de silício com o tamanho de nanopartículas é um dos outros desafios. O nanopó de carboneto de silício tem potencial aplicação especial em nanoelectrónica, dispositivos de emissão de campo e nanocompósitos. Recentemente, o método de síntese por combustão foi proposto para a produção de alguns nanomateriais em grande escala.

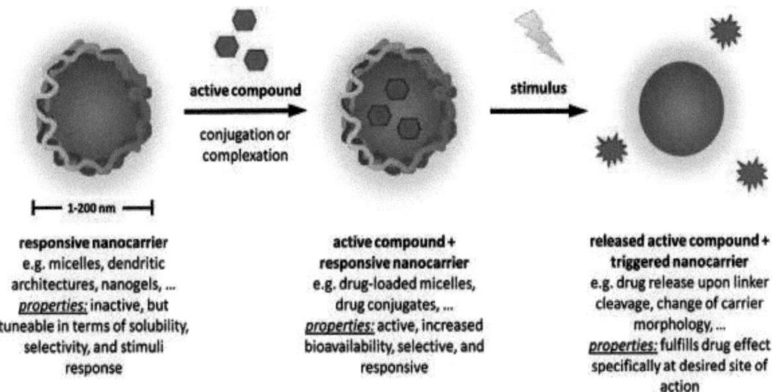

Figura 22. Nanocarreadores poliméricos sensíveis a estímulos

Capítulo III

Métodos de administração de medicamentos direcionados para o tratamento de doenças respiratórias e cardíacas

Os sistemas de administração de fármacos são considerados como uma solução possível para controlar a administração de fármacos com uma dose específica e uma duração pré-determinada no local alvo. Desta forma, o fornecimento de concentrações efectivas do fármaco na área danificada aumenta o efeito terapêutico, reduz a degradação do fármaco e mantém a circulação no sangue durante muito tempo. Os métodos de administração dirigida reduzem os efeitos secundários dos fármacos anticancerígenos tóxicos, limitando a distribuição do fármaco a outros tecidos.

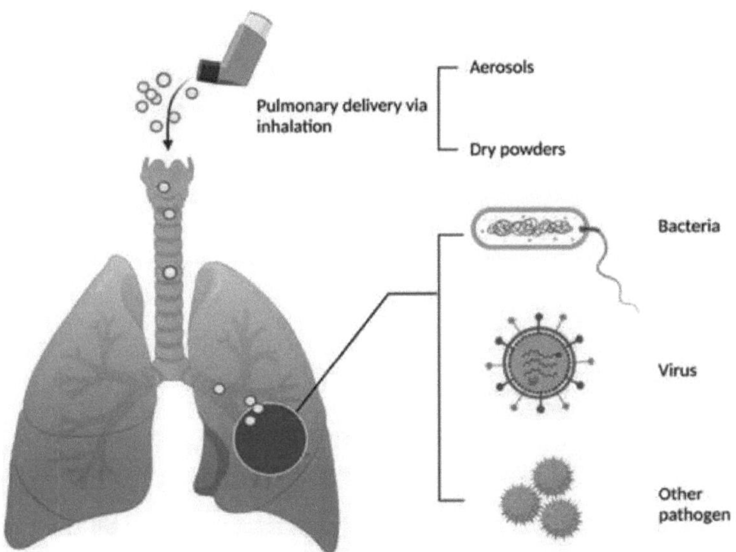

Figura 23. Um roteiro para estratégias de distribuição pulmonar

Estão a ser desenvolvidos em grande escala vários mecanismos físicos para mediar a libertação e a administração de fármacos no cérebro, no cancro e em vários tipos de doenças do corpo. A eficiência da libertação de fármacos utilizando ondas de ultra-sons, campos magnéticos, campos eléctricos e espetro ótico em combinação com a nanotecnologia tem um potencial significativo para reforçar a eficácia de muitas abordagens terapêuticas.

Os métodos convencionais de libertação de fármacos no organismo são principalmente digestivos (comprimidos, cápsulas, xarope) e não digestivos (como injecções, gotas para os olhos, cremes tópicos) em intervalos específicos de consumo do fármaco.

Na maioria destes métodos, a rota do fármaco percorre o corpo, durante a exposição ao ambiente ácido do estômago, passando pelas junções duras das células da parede intestinal e entrando no ciclo intra-hepático, que é finalmente absorvido pela circulação sanguínea.

Atualmente, a maioria dos medicamentos atinge o seu efeito através dos métodos tradicionais e da absorção sistémica, e como o medicamento é desperdiçado durante a passagem pelo sistema digestivo, pelo sistema circulatório e pelos tecidos intermédios, a dose do medicamento não é realista e é utilizada uma quantidade superior à necessária para o tratamento.

Os fundamentos desta atitude baseiam-se no facto de que, se uma concentração suficiente do fármaco entrar na circulação sanguínea, parte dele acabará por chegar ao seu local de ação para tratar a doença, mas, ainda assim, uma grande quantidade do fármaco nos tecidos saudáveis do corpo causará efeitos secundários.

O processo de administração orientada de fármacos mantém o nível de concentrações adequadas do fármaco durante um longo período de tempo e reduz muitas limitações do tratamento convencional, como o número de doses, a concentração inicial do fármaco e os efeitos secundários devido à simples libertação do fármaco numa distribuição sistémica incerta. Cada sistema de administração direcionada inclui um fármaco, um transportador e um ligando direcionado, em que a distribuição, o metabolismo e a absorção celular do fármaco são determinados de acordo com as propriedades físicas e químicas e o comportamento biológico do transportador e do ligando.

Por conseguinte, a conceção de um transportador e de um ligando adequados aumenta a eficácia do fármaco no tecido doente e reduz a toxicidade do fármaco noutros tecidos saudáveis.

Nanotecnologia: proporcionar terapias específicas

A nanotecnologia é muito promissora no domínio da cardiologia, uma vez que permite a administração exacta de medicamentos em áreas específicas do coração. As nanopartículas podem ser concebidas para administrar medicamentos diretamente em tecidos danificados ou doentes, minimizando os efeitos secundários e aumentando a eficácia terapêutica.

Libertação de fármacos As nanopartículas podem ser carregadas com fármacos e ter como alvo áreas de inflamação ou de acumulação de placas nas artérias, o que melhora a libertação de fármacos e reduz o risco de efeitos secundários sistémicos.

A imagiologia e a deteção por nanopartículas podem ser concebidas para se ligarem a moléculas específicas associadas a doenças cardíacas, permitindo técnicas de imagiologia mais precisas e sensíveis.

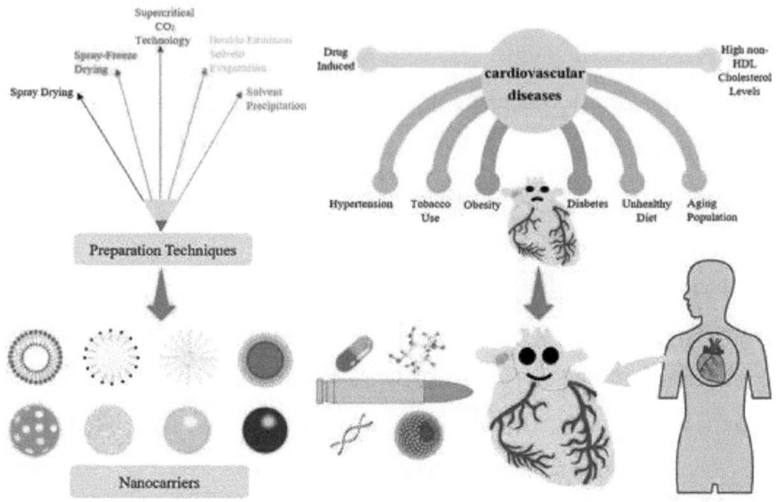

Figura 24. Sistemas de administração de medicamentos baseados em nanopartículas

Utilizando a nanotecnologia, os investigadores criaram um medicamento que limpa as artérias com nanopartículas e previne ataques cardíacos e acidentes vasculares cerebrais. Os investigadores desenvolveram nanopartículas de medicamentos que podem limpar os cristais de colesterol das artérias e ajudar a prevenir ataques cardíacos e acidentes vasculares cerebrais.

Uma nanopartícula inovadora do futuro poderá ajudar a combater um fator de risco incurável de ataques cardíacos e acidentes vasculares cerebrais, bem como os cristais de colesterol que causam inflamação. O cirurgião cardíaco Eugene Chen, professor de fisiologia, farmacologia e química medicinal no Frankel Health Cardiovascular Center da Universidade de Michigan, afirmou: "Embora os medicamentos hipolipemiantes previnam significativamente os eventos cardiovasculares na aterosclerose, alguns doentes continuam em risco". Porque os cristais de colesterol nas plaquetas ateroscleróticas activam as células imunitárias e estimulam as respostas inflamatórias.

O primeiro sistema de administração de medicamentos e anticorpos para o tratamento de doenças agudas

Investigadores australianos e austríacos desenvolveram o primeiro sistema de administração de medicamentos e anticorpos que poderá melhorar o tratamento de doenças como o cancro e as doenças auto-imunes.

Um cristal artificial pode ligar-se a anticorpos e depois carregá-los com fármacos potentes ou agentes de imagiologia, para que possam procurar células doentes com a maior precisão, resultando em menos efeitos secundários para o doente. Foi exatamente isto que os investigadores do Centro Australiano de Doenças do Sangue (ACBD) da Universidade de Manche, em colaboração com a Universidade de Tecnologia de Graz (TU Graz), desenvolveram.

Este é o primeiro sistema mundial de administração de fármacos a partir de estruturas metal-orgânicas (MOF) com capacidade de rastreio rápido. Este sistema pode acompanhar novos tratamentos para o cancro, doenças cardiovasculares e doenças auto-imunes. Estudos laboratoriais demonstraram que, quando os cristais de anticorpos de estruturas metal-orgânicas se ligam às células cancerígenas visadas e se decompõem devido à exposição ao baixo pH das células, fornecem medicamentos direta e exclusivamente à área visada.

A estrutura metal-orgânica é uma mistura de iões de carbonato, zinco metálico e uma pequena molécula orgânica que não só mantém a carga ligada ao anticorpo, como também pode atuar como um reservatório de terapias personalizadas. Esta é uma vantagem que pode ser transformada num novo método médico para combater doenças específicas com medicamentos personalizados e doses optimizadas.

O Professor Christoph Hagemeyer, chefe do Laboratório de Nano Biotecnologia do Centro Australiano para as Doenças do Sangue e um dos investigadores deste projeto, afirmou: Embora sejam necessários mais fundos para passar à fase seguinte da investigação e aplicá-la em doentes, este novo método é mais barato. É mais rápido e mais versátil do que os métodos actuais.

Acrescentou: Este método permite personalizar o tratamento e, devido à sua precisão, é possível alterar a dose necessária para os doentes, o que conduz a menos efeitos secundários e a um tratamento mais barato.

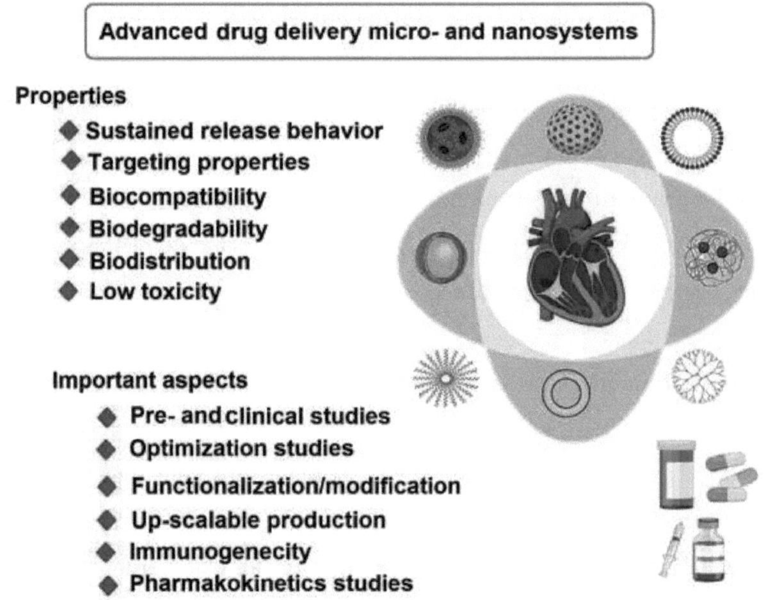

Figura 25. Administração avançada de medicamentos

A Dra. Karen Alt, chefe do Laboratório de Nanoteranóstica do Centro Australiano de Doenças do Sangue e uma das investigadoras deste projeto, afirmou Atualmente, apenas 0,01% da quimioterapia atinge o tecido canceroso. Este novo método pode aumentar o poder dos fármacos para atingir o alvo.

E acrescentou: "Com mais de 80 anticorpos monoclonais aprovados para utilização clínica, este método tem uma grande capacidade para melhorar os anticorpos na administração direcionada de agentes de diagnóstico e medicamentos. O objetivo final é que a transferência clínica desta tecnologia ajude a melhorar a qualidade de vida das pessoas com doenças graves.

Perfil de libertação do fármaco

O perfil de libertação do fármaco é o resultado de um ou mais mecanismos específicos de libertação no organismo, que incluem:

- Libertação do fármaco ligado à superfície.
- Difusão através da largura das matrizes portadoras.
- Libertação da parede de microcápsulas e micropartículas.
- Erosão e destruição da matriz de suporte.
- Mecanismo combinado do processo de erosão/difusão.

Para a maioria dos fármacos, quanto maior for a concentração plasmática do fármaco, maior será a taxa de destruição e remoção do fármaco do sangue. No início da administração intravenosa ou pouco depois da absorção oral do fármaco na corrente sanguínea, a concentração do fármaco é a mais elevada.

Neste momento, a taxa de degradação do fármaco é mais elevada devido ao declive acentuado da curva de eliminação do fármaco e, à medida que nos aproximamos do final do gráfico e a concentração plasmática do fármaco diminui, a taxa de eliminação diminui. Nestes sistemas, a taxa de degradação das substâncias no plasma sanguíneo é constante e a sua semi-vida pode variar de algumas horas a alguns meses.

O desenvolvimento futuro de sistemas nanométricos de libertação de fármacos orientados, de acordo com as condições de tratamento e as necessidades da doença, apresenta melhores possibilidades em termos da capacidade de programar a libertação do fármaco. Nos sistemas nanométricos de transporte de fármacos, é possível encapsular vários fármacos com diferentes mecanismos de interação no interior de uma matriz. Além disso, ao utilizar sistemas nanométricos sensíveis ao estímulo, a programação da libertação do fármaco pode ser bem ajustada.

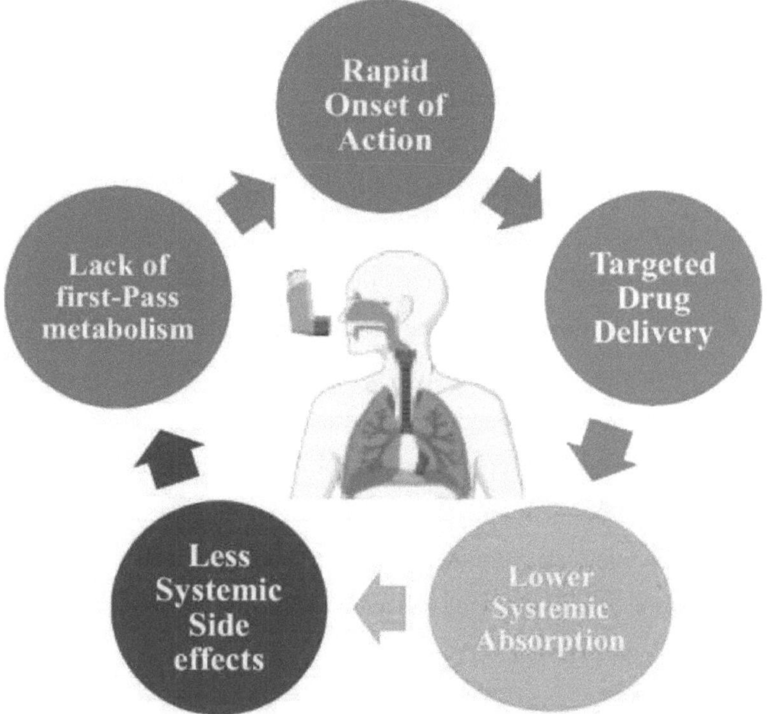

Figura 26. Administração de medicamentos a nível pulmonar

Controlo da libertação de medicamentos

A utilização de sistemas tradicionais de administração de fármacos em intervalos de tempo específicos não tem controlo sobre o tempo, o local e a velocidade de libertação do fármaco. Além disso, a libertação do fármaco no tecido-alvo deve satisfazer as necessidades de tratamento do doente até ao reagente seguinte, sendo possível que as flutuações da concentração do fármaco excedam o intervalo terapêutico e causem mais efeitos secundários.

Por outro lado, muitos medicamentos são instáveis e tóxicos, e o seu período de eficácia é curto. Alguns medicamentos podem também ter problemas de solubilidade. Para resolver estes problemas, os sistemas nanométricos de transportadores de fármacos têm caraterísticas favoráveis para encapsular muitos fármacos e materiais de diagnóstico por imagem e, ao mesmo tempo que protegem o fármaco durante o processo de transporte, libertação controlada e entrega ao tecido-alvo, é uma forma de proteger o organismo contra muitos fármacos.

É venenoso. Os sistemas de administração de medicamentos tornaram-se mais importantes nos últimos anos. O ponto notável sobre eles é que cada um dos sistemas medicinais tem as suas próprias caraterísticas químicas, físicas e morfológicas e com diferentes interações químicas, tais como ligações covalentes e de hidrogénio, ou com interações físicas, tais como interações electrostáticas e de van der Waals, diferentes tendências de ligação a Eles têm uma variedade de drogas polares e não polares.

Além disso, outros factores, como a composição química das nanopartículas e as várias formas de nanossistemas associadas ao fármaco, desempenham um papel importante no perfil de libertação controlada do fármaco. Em geral, a libertação do fármaco a partir de sistemas nanométricos de transporte de fármacos ocorre através de diferentes mecanismos de difusão, solubilidade, reação química e libertação, dependendo da receção de um estímulo específico.

Orientação física

Um dos métodos de programação para a libertação de fármacos é a utilização de sistemas de fármacos que respondem a estímulos. Como resultado da alteração da sua estrutura, solubilidade, forma, tamanho ou carga superficial, estes sistemas libertam a sua carga de fármaco no local pretendido, em resposta a um ou mais estímulos.

Os estímulos podem ser classificados de acordo com a sua origem (interna e externa) ou o tipo de sinal (químico ou físico). Alguns sistemas farmacêuticos respondem a várias forças externas, como o campo magnético, o ultrassom, a luz, o calor e o campo elétrico, através do direcionamento físico na libertação de agentes medicinais. Parece que, entre estes casos, a utilização do campo magnético, do campo elétrico (electroporação), da luz e das ondas de ultra-sons tem uma aplicação mais vasta.

Nano partículas e campo magnético

Na engenharia biomédica, as nanopartículas magnéticas, devido às suas propriedades únicas, tais como

- A interação de dipolos magnéticos, que resulta na acumulação de nanopartículas no tecido desejado devido a um campo magnético externo.
- A possibilidade de otimização através da funcionalização e do aumento da compatibilidade ambiental.
- A especialização através da utilização de ligandos direccionadores para vários fins, tais como: separação magnética de células e componentes biológicos, administração de medicamentos, tratamento térmico de tumores por radiofrequência e agentes para aumentar o contraste da imagiologia, são de importância significativa.

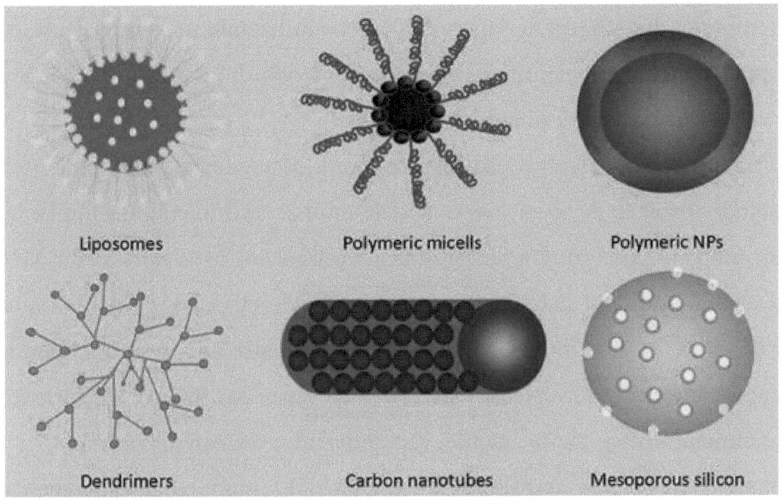

Figura 27. Aplicação do sistema de administração de nanofármacos

O método de utilização desta tecnologia baseia-se no efeito de campos magnéticos externos sobre nanopartículas magnéticas de ferro revestidas com polímeros, que são utilizadas como transportadores de medicamentos. Este tipo de aplicação física é capaz de transferir as partículas para os alvos terapêuticos desejados e de as recolher aí.

Além disso, a propriedade nanométrica destas partículas oferece a possibilidade de interação com o núcleo das células e, consequentemente, com o seu material genético. A conceção eficaz de nanopartículas magnéticas como transportador de fármacos é uma tarefa muito complexa, devendo ser considerados princípios importantes como a capacidade de transportar e manter uma gravidez adequada, a capacidade de transportar vários fármacos e produtos químicos para melhorar a eficácia terapêutica e o mecanismo e a taxa de libertação do fármaco.

É conhecida a importância significativa do sistema de administração de fármacos direcionados nos estudos do cérebro, da neurologia e das ciências do comportamento. Estimular e inibir a atividade eléctrica da membrana das células nervosas do cérebro utilizando um microelectrodo é um dos métodos científicos mais comuns para investigar a função e a comunicação das redes neuronais.

O tratamento do cérebro por injeção direta de medicamentos requer um método invasivo de anestesiar o modelo animal, abrir o crânio e implantar um tubo no cérebro. Na sua última investigação, os cientistas do MIT desenvolveram um sistema de administração de fármacos com a máxima precisão e o mínimo de invasão, que é controlado por um campo magnético externo. Neste sistema, as nanopartículas magnéticas, juntamente com o medicamento, são embaladas em esferas lipídicas.

Quando o sistema transportador é colocado num campo magnético alternado de alta frequência, as nanopartículas são aquecidas a 5°C e as esferas lipídicas tornam-se porosas, de modo a libertar os fármacos na área cerebral desejada sem libertar as nanopartículas magnéticas. Quando o campo magnético é desligado, as esferas lipídicas são seladas e a libertação do fármaco pára. Este sistema de libertação controlado por campo magnético é amplamente utilizado para uma variedade de medicamentos.

Ondas ultra-sónicas

A utilização de ondas de ultra-sons é amplamente conhecida desde os anos 50 para melhorar a administração de medicamentos a tecidos-alvo no corpo. A frequência e a intensidade específicas das ondas de ultra-sons têm vários efeitos biofísicos nas células e tecidos vivos expostos à energia das ondas de ultra-sons, tais como o não funcionamento, a cavitação e a hipertermia. Cada uma destas alterações tem efeitos diferentes nas funções celulares e é utilizada para diferentes fins terapêuticos .

No processo de não funcionamento, sob o efeito da força mecânica das ondas de ultra-sons, o tamanho dos poros da membrana plasmática aumenta. As ondas ultra-sónicas, ao mesmo tempo que destroem a integridade da membrana plasmática e criam porosidade, permitem a entrada passiva de nanopartículas e de transportadores de fármacos.

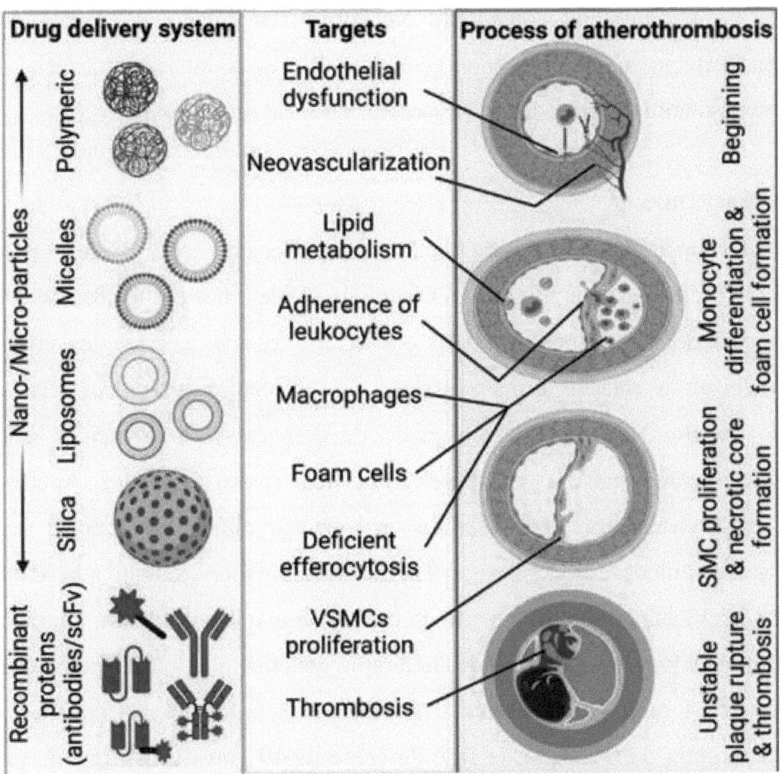

Figura 28. Abordagens nanobiotecnológicas para as doenças cardiovasculares

Outro método de administração de medicamentos por ondas de ultra-sons consiste em microbolhas contendo compostos medicinais, que facilitam a sua absorção celular através da utilização de um campo de ultra-sons externo. As microbolhas têm uma estrutura de duas camadas e incluem um núcleo gasoso e uma membrana polimérica ou lipídica, que são normalmente introduzidas no corpo através de injeção intravenosa. Após a aplicação de ondas de ultra-sons, são produzidas pequenas bolhas no interior da membrana destas partículas, o que se designa por cavitação. Gradualmente, à medida que o número de pequenas bolhas aumenta, os poros da membrana aumentam. No futuro, desde que o sistema de transporte possa tolerar um novo aumento da pressão interna, o fármaco é gradualmente separado do transportador no local pretendido.

Temperatura

O não funcionamento e a cavitação são conhecidos como o efeito não térmico das ondas de ultrassom. O terceiro modelo dos efeitos das ondas de ultrassom é a hipertermia. As ondas de ultra-sons nos tecidos vivos provocam a rotação ou a vibração das moléculas biológicas. Estes movimentos mecânicos e a pressão de compressão conduzem a um aquecimento local e a uma hipertermia nos tecidos desejados. Apenas alguns sistemas lipossomais termossensíveis entraram na fase II ou III dos ensaios clínicos. Por exemplo, o ThermoDox, um medicamento à base de doxorrubicina para o tratamento do cancro da mama e do fígado em fase III, e o Allovectin, um método de terapia genética para o melanoma em fase II. A maior parte destes sistemas são feitos de lípidos com uma temperatura de transição de fase de cerca de 40 graus Celsius, o que é conseguido com ondas de rádio de alta intensidade ou ondas de ultra-sons.

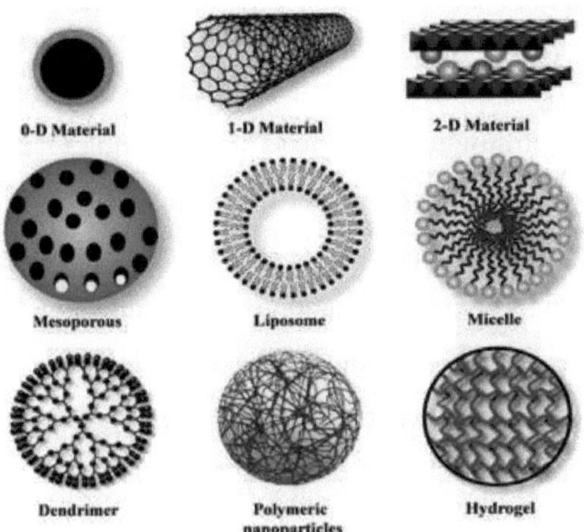

Figura 29. Terapia orientada para doenças crónicas utilizando nanomateriais

Luz

As propriedades terapêuticas e a aplicação médica da luz são conhecidas desde há muito tempo. No entanto, no último século, os métodos de tratamento baseados na luz foram bem desenvolvidos. Todas as caraterísticas físicas do espetro de luz, como a intensidade e o comprimento de onda, podem ser ajustadas utilizando filtros, fotomáscaras ou lasers.

Nos últimos anos, foram concebidos muitos mecanismos para a libertação única ou repetida de fármacos para sistemas sensíveis à luz ligados a nanopartículas, mas o problema mais importante deste método é a profundidade limitada da penetração da luz no corpo, que, em alguns casos, é limitada pela utilização de materiais sensíveis a comprimentos de onda mais elevados ou pode ser resolvida utilizando tecnologias de dois fotões e lasers de infravermelhos próximos.

Um comprimento de onda específico do espetro ultravioleta, visível ou infravermelho próximo é utilizado no domínio da administração de

medicamentos específicos como método não invasivo com a possibilidade de controlo remoto em duas dimensões de espaço e tempo.
Devido à maior profundidade de penetração, a região infravermelha tem menor difração da radiação e menor possibilidade de danos nos tecidos, pelo que é mais adequada para aplicações no corpo e ensaios clínicos. De acordo com os estudos, quando o medicamento anticancerígeno doxorrubicina carregado em nanoesferas ocas de ouro é exposto a uma radiação de 808 nm, terá mais atividade anticancerígena e menos toxicidade sistémica do que o medicamento livre.

Campo elétrico

A electroporação foi introduzida desde os anos 80 e mostra que os impulsos eléctricos de alta tensão aumentam a permeabilidade das células. Este termo refere-se ao facto de a formação de nanoporos na membrana plasmática permitir a administração de fármacos e de moléculas de terapia genética, incluindo proteínas, anticorpos e oligonucleótidos, in vitro, in vivo e em ensaios clínicos.

Métodos de administração de medicamentos

1- Oral: Este método é o mais comum e o mais conveniente para a administração de medicamentos. Os medicamentos são administrados por via oral sob a forma de comprimidos, cápsulas ou líquidos e entram na corrente sanguínea através do sistema digestivo.

2- Injectáveis: os medicamentos podem ser injectados diretamente no corpo. Os métodos incluídos neste grupo incluem o subcutâneo (sob a pele), o intramuscular (dentro do músculo) e o intravenoso (dentro da veia). Os métodos injectáveis fazem com que o medicamento actue mais rapidamente.

3- Tópica: os medicamentos podem ser utilizados sob a forma de creme, pomada, gel ou cola na pele. Este método é frequentemente utilizado para tratamentos tópicos, como doenças de pele ou alívio da dor.

4- Inalação: Desta forma, os medicamentos são transferidos diretamente para os pulmões e são normalmente utilizados para doenças respiratórias como a asma.

5- Pele: Este método inclui a utilização de adesivos ou dispositivos contendo medicamentos na pele.

6- Intranasal: Os medicamentos podem ser utilizados através do nariz, pulverizando ou deitando o medicamento nas narinas. Este método é frequentemente utilizado para as enxaquecas.

7- Sistemas de distribuição direcionada: São utilizadas várias técnicas para direcionar os medicamentos para tecidos ou células específicos do organismo.

8- Administração rectal: os medicamentos podem ser utilizados através do reto sob a forma de supositórios. Este método é frequentemente utilizado quando a administração oral não é possível, ou para tratamentos tópicos na zona rectal.

9- Administração sublingual e bucal: alguns medicamentos podem ser utilizados colocando-os debaixo da língua (sublingual) ou na bochecha (bucal). Este fármaco é absorvido através das membranas mucosas da boca e entra na corrente sanguínea.

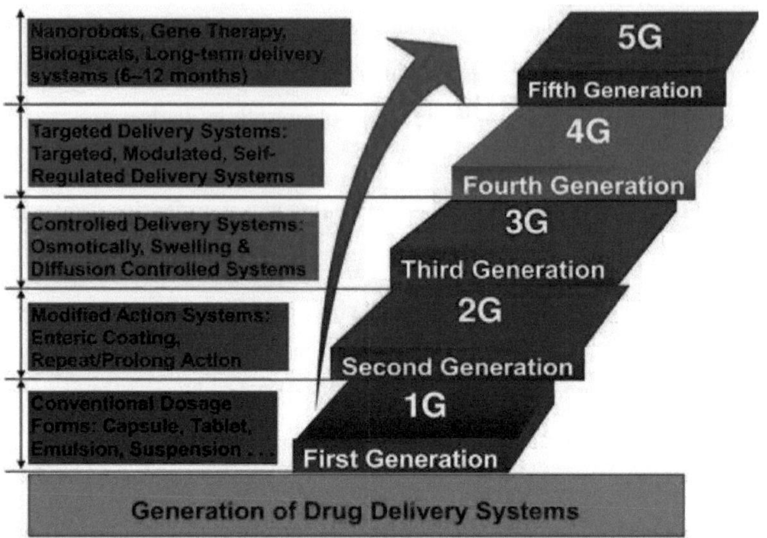

Figura 30. Avanço da administração de medicamentos direcionados

Doenças que podem ser tratadas com métodos de administração de medicamentos

1- Doenças infecciosas: os métodos de administração de medicamentos são amplamente utilizados para tratar doenças infecciosas causadas por bactérias, vírus, fungos ou parasitas. As vias oral, parentérica e intravenosa são habitualmente utilizadas para administrar antibióticos, antivirais, antifúngicos e fármacos antifrásticos.

2- Cancro: os métodos de administração de medicamentos desempenham um papel importante no tratamento do cancro. Os medicamentos de quimioterapia podem ser utilizados de diferentes formas, incluindo métodos orais, injectáveis e intravenosos. Estão a ser desenvolvidos sistemas de administração de fármacos orientados, como lipossomas ou nanopartículas, para administrar especificamente fármacos anticancerígenos em locais tumorais, reduzindo simultaneamente a toxicidade sistémica.

3- Doenças cardiovasculares: os métodos de administração de medicamentos são utilizados para tratar doenças cardiovasculares como a hipertensão arterial, a insuficiência cardíaca e a arritmia. Os medicamentos para estas doenças podem ser utilizados por via oral, intravenosa ou através de adesivos transdérmicos ou dispositivos implantáveis.

4- Doenças respiratórias: Os métodos de administração de medicamentos por inalação são normalmente utilizados para doenças respiratórias como a asma, a doença pulmonar obstrutiva crónica (DPOC) e a fibrose quística.

5- Doenças neurológicas: os métodos de administração de medicamentos são utilizados para várias doenças neurológicas, incluindo a doença de Parkinson, a doença de Alzheimer, a epilepsia e a esclerose múltipla. São utilizados métodos orais, injectáveis e transdérmicos para gerir os sintomas e retardar a progressão da doença.

6- Perturbações hormonais: os métodos de administração de medicamentos são utilizados para tratar perturbações hormonais como a diabetes, perturbações da tiroide e deficiências hormonais.

7- Doenças auto-imunes: os métodos de administração de medicamentos são utilizados para doenças auto-imunes como a artrite reumatoide, a psoríase e o lúpus. Os medicamentos, como os imunossupressores ou os anti-inflamatórios, podem ser administrados por via oral, intravenosa ou através de sistemas de administração direcionada.

8- Doenças gastrointestinais: Os métodos de administração oral de medicamentos são normalmente utilizados para tratar doenças digestivas, como a doença inflamatória intestinal, a úlcera gástrica e a doença do refluxo gastroesofágico. Os medicamentos podem ser prescritos sob a forma de comprimidos, cápsulas ou líquidos.

9- Doenças genéticas: estão a ser investigados métodos de administração de medicamentos para o tratamento de doenças genéticas como a fibrose cística, a distrofia muscular e a hemofilia. A terapia genética é realizada de diferentes formas, como a inalação, a injeção intravenosa ou a injeção local.

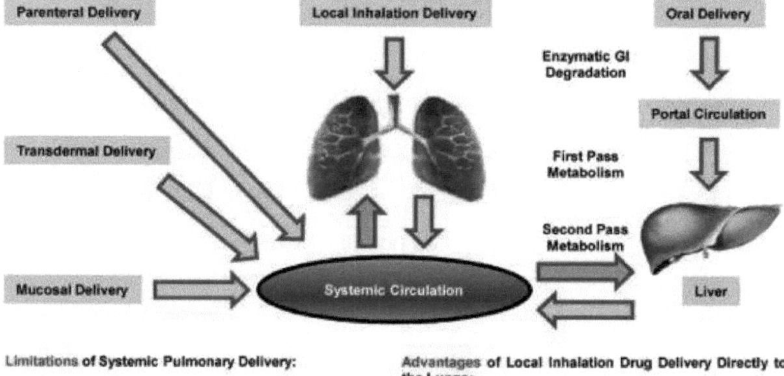

Limitations of Systemic Pulmonary Delivery:

- Enzymatic degradation in the GI tract and liver
- Short half-life and degradation of drugs in the blood stream
- Low accumulation and retention of drugs in the lungs
- Low efficacy of treatment
- Possible adverse side effects on other organs and tissues

Advantages of Local Inhalation Drug Delivery Directly to the Lungs:

- Enhanced accumulation and retention of drugs in the lungs
- Prevention (or at least limitation) of penetration of drugs into the bloodstream and accumulation in other healthy organs
- High efficacy of treatment and limitation of adverse side effects

Challenge:

Majority of free drugs, native nucleic acids and peptides cannot be delivered into the lungs by inhalation necessitating a special dosage form or nanotechnology-based delivery system that can be inhaled.

Figura 31. Vantagens e desafios da administração pulmonar de medicamentos

Conceção de medicamentos com abordagem bioinformática

É importante notar que, embora os métodos de administração de medicamentos possam melhorar significativamente o tratamento e a gestão de várias doenças, nem todas as doenças são completamente curáveis. A eficácia do tratamento depende de factores como a natureza da doença, o estádio e factores individuais do doente. Por conseguinte, a bioinformática, com a ajuda de métodos computacionais, visa reduzir o tempo e o custo da investigação sobre a conceção de medicamentos, tornando-se assim um fator eficaz no processo de conceção de medicamentos.

Qual é a vantagem de utilizar a administração de medicamentos direcionada?

A medicina dirigida significa visar os receptores dos agentes patogénicos para evitar danos nos tecidos saudáveis. Este conceito foi proposto por Paul Ehrlich há mais de 100 anos, mas continua a ter a sua aplicação.

A principal vantagem da utilização de métodos de administração de fármacos orientados é aumentar os efeitos terapêuticos do fármaco sem ter efeitos secundários nos organelos celulares, tecidos ou células saudáveis. Teoricamente, os sistemas e métodos de administração de fármacos com objectivos específicos devem ter as 2 caraterísticas seguintes:

- ✓ Aumentar a eficiência e a eficácia do medicamento no corpo do doente e nos tecidos danificados.
- ✓ Reduzir a toxicidade ou os efeitos secundários do medicamento noutros tecidos saudáveis e não danificados.

Se estas duas caraterísticas forem observadas nos testes físicos do comprimido e do fármaco e nos testes físico-químicos do fármaco, então pode considerar-se que o fármaco cumpre as normas de administração de fármacos dirigida. Depois de esclarecer estas questões, podem ser dados os passos seguintes para a produção em massa e a criação da linha de produção de medicamentos na farmácia industrial.

Mecanismos de seleção de fármacos

Como já foi referido, os métodos e mecanismos de administração de medicamentos podem ser simples ou complexos, mas, em geral, os mecanismos de administração de medicamentos dividem-se nas três categorias seguintes:

1- Orientação física: No método de focalização física, são utilizadas várias forças externas, como a força do campo magnético, a força ultra-sónica, a luz, o calor e o campo elétrico. A utilização destas forças neste método provoca a acumulação ou a dispersão da substância medicinal eficaz no local desejado do corpo.

2- Seleção passiva: O direcionamento passivo é efectuado quando o tecido desejado tem diferenças fisiológicas únicas em relação a outros tecidos. Como um dos métodos de administração de fármacos orientados, esta diferença pode ser utilizada para a acumulação selectiva de fármacos no tecido. Por exemplo, quando o volume do tecido tumoral atinge 2 milímetros cúbicos ou mais, torna-se quase impenetrável. Esta restrição afecta a absorção de alimentos e nutrientes, a eliminação de resíduos e o fornecimento de oxigénio às células. O farmacêutico pode utilizar esta diferença com outros tecidos para tratar o tumor, aumentando a permeabilidade e mantendo o tecido tumoral.

3- Seleção ativa: de entre todos os métodos de administração de medicamentos, a seleção ativa é o método mais avançado e eficaz. No método de orientação ativa, os sistemas de administração de fármacos são ligados a moléculas receptoras alvo. Neste método, a substância ativa do fármaco pode ser transferida sob uma forma específica para organelos celulares, tecidos danificados e moléculas específicas. Em geral, neste mecanismo ativo, os transportadores de fármacos (ligandos), como anticorpos ou fragmentos monoclonais, péptidos, ácidos nucleicos (aptâmeros) ou pequenas moléculas (como açúcares e ácidos fólicos) são dirigidos para os receptores-alvo. O método de direcionamento ativo é utilizado no tratamento de tumores benignos em fase inicial que ainda não sofreram metástases.

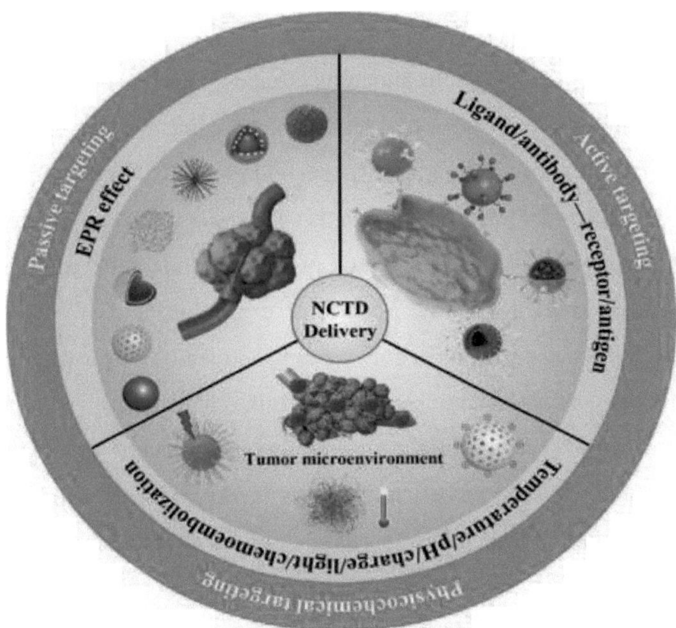

Figura 32. Revisão dos sistemas de administração de fármacos direcionados para a nor cantharidina

Libertação de fármacos com nanopartículas magnéticas

As nanopartículas magnéticas têm demonstrado aplicações atractivas como ferramenta terapêutica adequada, com capacidade para serem utilizadas durante muito tempo no domínio da biomedicina. Atualmente, as nanopartículas magnéticas são amplamente utilizadas na hipertermia magnética, na administração de fármacos específicos, na terapia foto-térmica, na terapia fotodinâmica e na magnetofecção para o tratamento do cancro.

O cancro é uma divisão celular descontrolada. Por outras palavras, uma célula saudável sai do processo controlado de divisão celular e multiplica-se fora da estrutura. Estas células anómalas (massas celulares ou tumores) permanecem no seu local de origem ou invadem os tecidos vizinhos, onde as células da segunda definição se disseminam por todo o corpo através da linfa e do sangue.

A quimioterapia é um dos tratamentos comuns para o cancro e a pessoa afetada, para além dos outros problemas com que lida durante esta doença, está também envolvida nos efeitos secundários da quimioterapia, tais como dores, diarreia, vómitos, queda de cabelo e depressão. Por exemplo, o fármaco doxorrubicina, apesar dos efeitos secundários e dos desafios que acarreta para o doente, continua a ser um dos fármacos de quimioterapia mais utilizados, com o seu mecanismo de ação que impede a replicação e a reparação do ADN das células cancerosas.

Por conseguinte, a investigação continua a procurar estratégias de tratamento do cancro mais eficazes e com menos efeitos secundários, de modo que, atualmente, a investigação no domínio do tratamento do cancro avançou para sistemas de administração de fármacos orientados baseados em nanopartículas magnéticas. As nanopartículas magnéticas são compostas por metais como o ferro, o níquel e o cobalto. Estas nanopartículas têm um tamanho reduzido (com um diâmetro de 1-100 nm), o que constitui uma vantagem valiosa para serem utilizadas como transportadores de fármacos. Entre os tipos de nanopartículas magnéticas, o Fe3O4 tem muitos adeptos no domínio da biomedicina e estes compostos são utilizados na administração inteligente de medicamentos.

Administração de medicamentos com nanopartículas magnéticas

Neste método, as nanopartículas magnéticas são utilizadas para administrar medicamentos a alvos específicos no organismo. As nanopartículas magnéticas são pequenas partículas com propriedades magnéticas que podem ser revestidas com fármacos ou outras moléculas. A administração de medicamentos é feita através da injeção de nanopartículas magnéticas que transportam o medicamento. Estas podem então ser direcionadas para o tecido alvo através da aplicação de um campo magnético externo. As nanopartículas magnéticas que contêm fármacos podem melhorar a eficácia e a segurança da administração de fármacos, reduzindo os efeitos secundários e aumentando a concentração do fármaco no tecido-alvo.

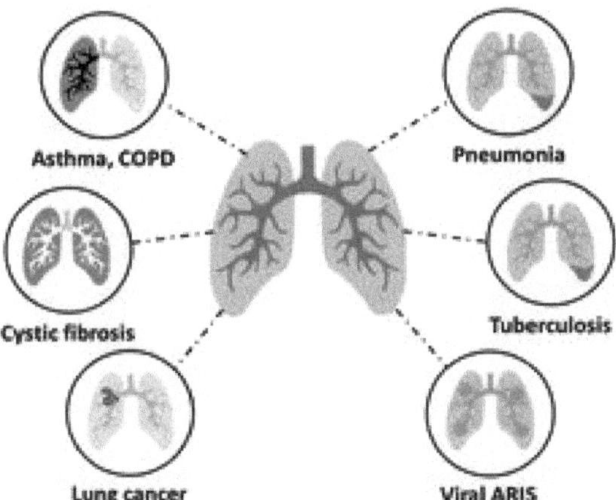

Figura 33. Avanços actuais na administração de fármacos através de nanopartículas

Notas de segurança

Em geral, o trabalho com produtos químicos requer precaução. Se você ou qualquer outra pessoa estiver a trabalhar com este produto químico, tenha em consideração o seguinte:

1- Utilização de equipamentos de segurança: Durante o trabalho, deve utilizar equipamentos de segurança adequados, tais como óculos de proteção, luvas apropriadas para trabalhos de laboratório e vestuário adequado. Estes equipamentos permitem evitar o contacto direto com a pele e os olhos.

2- Lavar as mãos: Depois de terminar o trabalho, lavar as mãos com cuidado e precisão. Além disso, certifique-se de que todas as ferramentas e equipamentos químicos que entraram em contacto com elas são cuidadosamente limpos.

Quais são as aplicações da administração de fármacos direcionados na medicina?

A administração de fármacos com objectivos específicos tem muitas aplicações na medicina, especialmente para o tratamento de doenças de difícil acesso ou que afectam vários órgãos. Alguns exemplos são:

1- Cancro: A administração de fármacos com alvos específicos pode melhorar a eficácia e a segurança da quimioterapia, radioterapia, imunoterapia e terapia genética para diferentes tipos de cancro. Ao administrar fármacos ou outros agentes diretamente no local do tumor, a administração de fármacos orientados pode reduzir a toxicidade e os efeitos secundários nos tecidos saudáveis, ultrapassar a resistência aos fármacos e aumentar os resultados terapêuticos.

2- Doenças neurológicas: A administração de fármacos com objectivos específicos pode ajudar a ultrapassar a barreira hemato-encefálica, que constitui o principal obstáculo à administração de fármacos no sistema nervoso central. Utilizando nanopartículas, ligandos ou estímulos físicos, a administração orientada de fármacos pode administrar fármacos ou outros agentes a regiões ou células específicas do cérebro, como os neurónios, a glia ou a microglia. Pode ser útil no tratamento de doenças neurológicas como a doença de Alzheimer, a doença de Parkinson, o acidente vascular cerebral, a epilepsia e os tumores cerebrais.

3- Doenças infecciosas: A administração de medicamentos com objectivos específicos pode aumentar a administração de antibióticos, antivirais ou vacinas no local da infeção, como os pulmões, o fígado ou os gânglios linfáticos. Utilizando nanopartículas, ligandos ou estímulos físicos, a administração orientada de medicamentos pode aumentar a concentração e a duração dos medicamentos ou agentes no local infetado, evitando simultaneamente a toxicidade sistémica e a resposta imunitária. Pode ser útil no tratamento de doenças infecciosas como a tuberculose, o VIH, a hepatite e a COVID-19.

4- Doenças cardiovasculares: A administração orientada de medicamentos pode melhorar a transferência de medicamentos ou outros factores para o coração, os vasos sanguíneos ou a placa. Utilizando nanopartículas, ligandos ou estímulos físicos, a administração orientada de fármacos pode modular a função e a estrutura do sistema cardiovascular, como a redução da inflamação, a prevenção da trombose, a promoção da angiogénese ou a dissolução da placa. Pode ser útil para o tratamento de doenças cardiovasculares, como a aterosclerose, o enfarte do miocárdio, a isquemia e a hipertensão arterial.

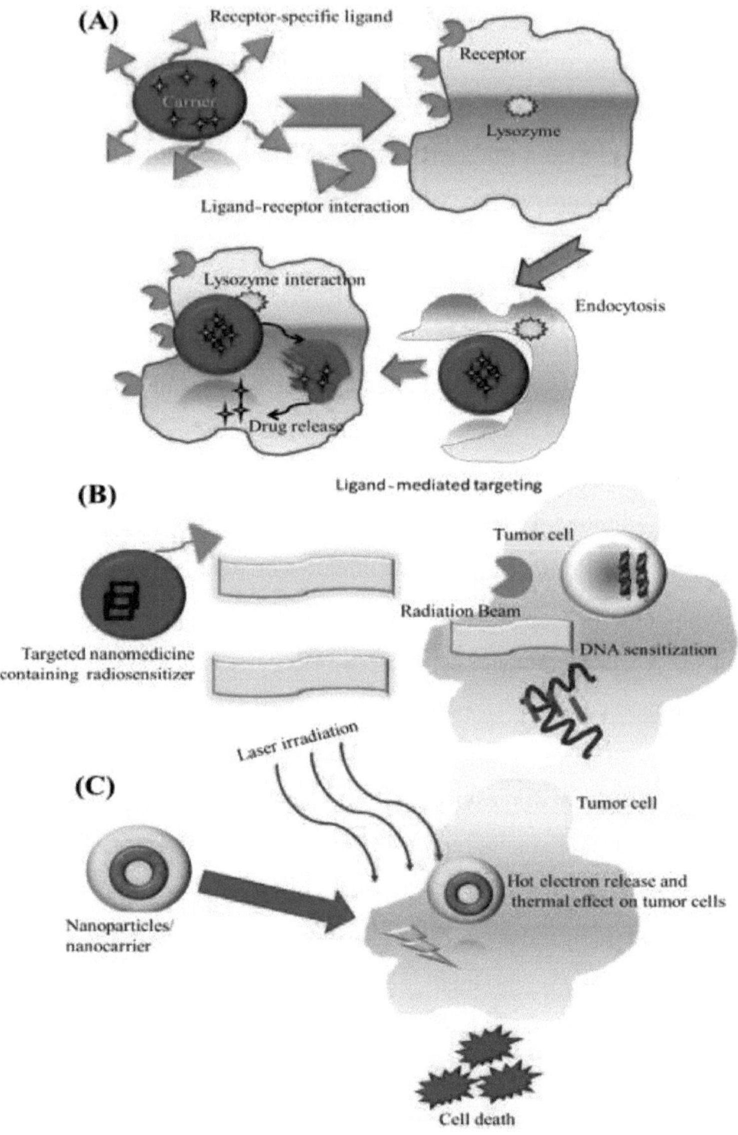

Figura 34. Libertação de fármacos com objectivos específicos - uma visão geral

Qual é o futuro da administração de medicamentos específicos?

O futuro da administração de medicamentos com objectivos específicos é promissor e excitante. Porque tem o potencial de criar uma revolução no domínio da medicina e melhorar a qualidade de vida de muitos doentes. Algumas direcções e desenvolvimentos possíveis para a administração de fármacos específicos incluem:

1- Robôs celulares: Os cientistas estão a investigar a possibilidade de criar máquinas biodegradáveis e auto-regenerativas a partir de células vivas, como as células da rã, que podem administrar medicamentos ou outros agentes a tecidos ou órgãos específicos. Estes robots celulares, ou xenobots, podem ser programados para executar várias tarefas, como mover-se, detetar ou comunicar, e podem adaptar-se a ambientes em mudança.

2- Biológicos orais: Os investigadores estão a investigar formas inovadoras de administrar medicamentos biológicos, como proteínas, péptidos ou ácidos nucleicos, por via oral, em vez de injecções ou infusões. Isto torna a administração destes medicamentos mais fácil e mais conveniente para os doentes, além de reduzir o custo e a complexidade do sistema de administração. Um dos principais desafios é ultrapassar as barreiras do sistema digestivo, como o ambiente ácido, as enzimas digestivas e a parede intestinal.

3- Nanomedicina personalizada: Os cientistas estão a desenvolver métodos para adaptar a conceção e o desempenho das nanopartículas às caraterísticas e necessidades individuais de cada doente, como o perfil genético, o estado da doença ou a resposta ao tratamento. Isto permite uma administração mais precisa e eficaz de medicamentos ou outros agentes, bem como uma melhor monitorização e feedback do resultado do tratamento.

Sistemas de libertação de fármacos no organismo

A engenharia de sistemas de libertação de fármacos tem uma fronteira comum com muitas ciências, como a engenharia de biomateriais, a biologia, a histologia, a farmácia, a análise matemática e a engenharia de polímeros. Este domínio é uma das questões mais jovens levantadas nas ciências actuais, que tem trazido progressos significativos e, hoje em dia, tem ocupado a maior parte da investigação dos engenheiros, especialmente dos engenheiros de biomateriais. Com o progresso da ciência, os engenheiros e os investigadores no domínio da saúde alcançaram resultados muito bons no que respeita à utilização de medicamentos.

No caso normal, após a utilização do medicamento, uma grande dose de medicamento entra no organismo, que diminui após algumas horas, e a pessoa é forçada a tomar uma grande quantidade do medicamento de uma só vez, para que a quantidade diminua nas horas seguintes. e este ciclo continua.

Com o avanço da tecnologia, foram inventados novos métodos para resolver este problema. Neste método, o doente não recebe uma dose elevada do medicamento depois de o tomar. De facto, depois de tomar o medicamento, o sistema de libertação do medicamento começa a libertar uma dose definida e esta quantidade mantém-se constante durante todo o período.

A tecnologia de administração de medicamentos centra-se na administração de medicamentos no local certo do organismo, no momento certo e com os efeitos terapêuticos adequados. Os primeiros sistemas de administração de fármacos eram sistemas de libertação lenta que ofereciam a possibilidade de criar uma concentração plasmática constante e uniforme do fármaco no sangue durante um determinado período de tempo.

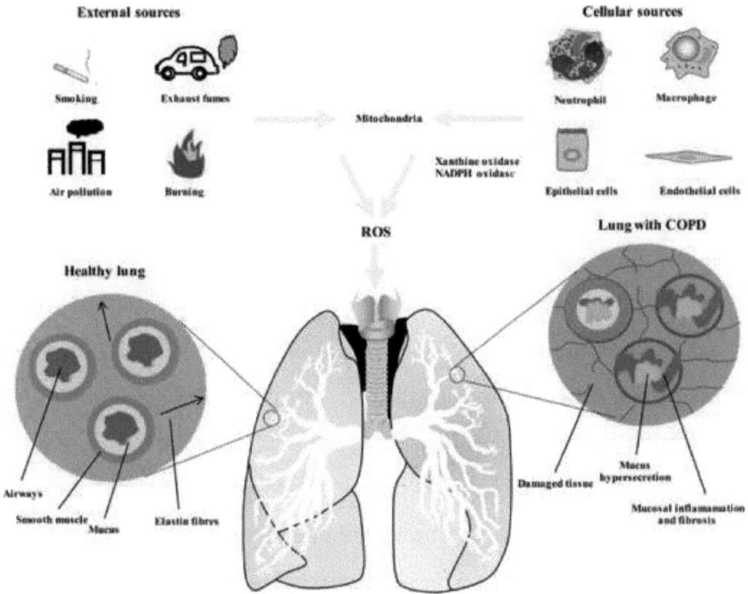

Figura 35. Novos sistemas de administração de medicamentos destinados ao stress oxidativo

Com o avanço da nanotecnologia, foram introduzidos sistemas mais eficientes:

1- Sistemas de administração de fármacos sensíveis a estímulos: Nestes sistemas, o transportador responde a estímulos no tecido alvo, tais como temperatura, Ph, enzimas no tecido e provoca a libertação do fármaco.

2- Sistemas de administração de fármacos direcionados: Nestes sistemas, utiliza-se o sinal peptídico, a interação anticorpo-antigénio ou a interação ligando-recetor. Ou seja, colocam uma molécula na superfície do transportador que é complementar a outra molécula na célula alvo. Os potenciais mecanismos de libertação de fármacos são:

- ✓ Devolução e libertação do fármaco ligado à superfície.
- ✓ Difusão através de matrizes de transporte.
- ✓ Difusão através da parede do suporte para micropartículas e microcápsulas.
- ✓ Erosão e destruição da matriz de suporte.
- ✓ Mecanismo de combinação do processo de erosão/difusão.

Sistemas residenciais

Neste método, o medicamento é colocado no interior de sistemas de entrega (nanopartículas) e introduzido no organismo. Este medicamento vai para o local desejado no corpo através da circulação sanguínea e liberta o medicamento para fazer efeito. Neste método, são importantes o tipo de nanopartículas, a forma como o fármaco entra no organismo e a forma como o fármaco é libertado, que são regulados de acordo com o tipo de doença, o tipo de fármaco e o órgão envolvido. Até agora, foram apresentados vários métodos anatómicos para a administração de fármacos em diferentes partes do corpo. Estes métodos incluem:

1- Administração de medicamentos através do sistema digestivo: incluindo métodos orais e rectais.

2- Injecções: incluindo injecções subcutâneas, intramusculares, intraveinais e intra-arteriais.

3- Administração de medicamentos através da mucosa: a mucosa e o revestimento interno do sistema digestivo.

4- Transferência de fármacos através do nariz e do sistema respiratório: através da inalação e da exalação.

6- Através do osso: Cada um destes métodos tem vantagens e desvantagens e ainda são utilizados, mas o método avançado e novo de administração de medicamentos é a utilização da tecnologia de sistemas de libertação de medicamentos. Devido a algumas limitações destes métodos, os investigadores procuraram formas de resolver em grande medida os problemas dos métodos acima referidos. Na sequência destes esforços, foram propostos sistemas de libertação controlada de fármacos, que apresentam muitas vantagens.

Um sistema de libertação de fármacos é uma formulação ou um dispositivo que permite a introdução de uma substância medicamentosa no organismo e a eficiência e segurança da libertação do fármaco através do controlo da velocidade, do tempo e do local de libertação do fármaco no organismo. A engenharia de sistemas de libertação de fármacos tem uma fronteira comum com muitas ciências, tais como: engenharia de biomateriais, biologia, histologia, produtos farmacêuticos, análise matemática, engenharia de polímeros.

Este campo é uma das questões mais jovens levantadas nas ciências actuais, que tem trazido progressos significativos, e hoje em dia tem ocupado a maior parte da investigação dos engenheiros, especialmente dos engenheiros de biomateriais. Para compreender o funcionamento deste sistema, é necessário começar por entender o processo que o corpo sofre quando toma comprimidos. Quando o médico prescreve um comprimido ao doente, pede-lhe que tome esse medicamento de 8 em 8 horas, por exemplo.

Porque após 8 horas, a concentração do fármaco no organismo é reduzida e tem de ser novamente administrada ao organismo. Durante as primeiras 8 horas, a concentração do fármaco no organismo é muito elevada e, no final dessas 8 horas, é muito baixa. Para que o medicamento tenha o seu efeito no organismo, a concentração do medicamento deve manter-se a um determinado nível. Porque se a concentração do fármaco for demasiado baixa, deixará de ter efeito no organismo, e se a concentração do fármaco for demasiado elevada, pode ser tóxica para o organismo.

Assim, para equilibrar a concentração do medicamento, a pessoa deve tomar o medicamento de 8 em 8 horas, durante um determinado período de tempo, conforme prescrito pelo médico. Como se pode ver nesta figura, o medicamento deve ter uma concentração entre o mínimo e o máximo, para que possa ser eficaz. Ao utilizar a libertação controlada do fármaco no organismo, a concentração do fármaco é mantida a um determinado nível e o fármaco é administrado a uma velocidade superior num curto espaço de tempo.

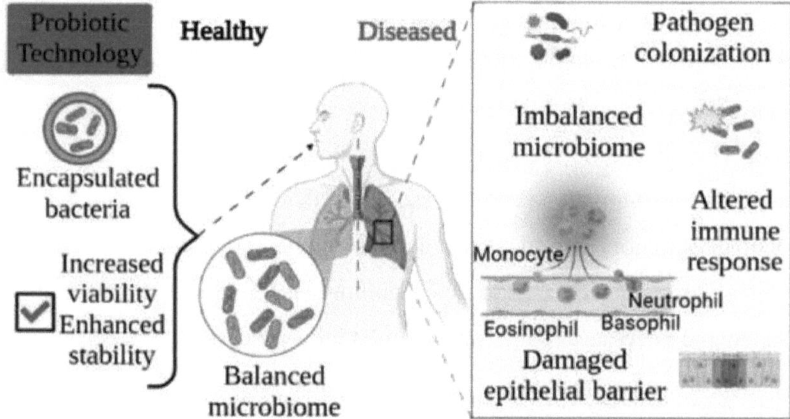

Figura 36. Microbiota pulmonar: sua relação com as doenças do sistema respiratório

Vantagens da libertação controlada de fármacos

- ✓ A capacidade de manter a concentração do fármaco a um nível relativamente constante durante um determinado período de tempo.
- ✓ A capacidade de ajustar a taxa de libertação do medicamento em função do local de administração do medicamento.

- ✓ A possibilidade de administrar medicamentos a um órgão ou tecido específico.
- ✓ A capacidade de administrar várias substâncias medicinais numa única formulação.
- ✓ A possibilidade de administração de medicamentos em dimensões nanométricas.

Para transferir o fármaco, a substância química desejada deve ser colocada num veículo de transporte do fármaco. Os engenheiros de biomateriais devem, em primeiro lugar, conhecer a substância química desejada e conceber um transportador de fármaco adequado para libertar o fármaco no corpo.

O veículo do medicamento deve ser selecionado e concebido de modo a causar o mínimo de danos ao organismo. Por exemplo, depois de o medicamento ter sido libertado do seu veículo. O veículo do medicamento que permanece no corpo não deve ser escolhido a partir de uma substância que cause toxicidade ou cancro. Este veículo do medicamento deve ser selecionado a partir de substâncias que serão destruídas no organismo após um certo período de tempo ou, se não forem destruídas, não prejudicarão o organismo da pessoa.

Escolher o transportador de fármaco correto, o material de que é feito e a forma de conceber um transportador de fármaco que possa ir até ao ponto desejado do corpo e entregar o fármaco nesse ponto, é uma das questões mais importantes e interessantes da libertação de fármacos no corpo para os engenheiros de biomateriais.

Este domínio implica a aquisição de conhecimentos adequados, nomeadamente: conhecimento dos diferentes materiais, do tipo de comportamento dos materiais e das propriedades dos materiais em contacto com o sistema corporal, cálculos matemáticos e de engenharia no domínio da passagem e da penetração dos materiais noutros materiais e em torno do comportamento do corpo e dos diferentes percursos e obstáculos na conceção do sistema adequado para a passagem do medicamento no corpo.

Principais questões relacionadas com a administração de medicamentos

Os medicamentos têm normalmente efeitos secundários, especialmente quando o tratamento consiste em destruir células, como é o caso do tratamento do cancro. Por isso, é muito importante lidar com o sistema imunitário do corpo quando se enfrenta o fator terapêutico na posição alvo. Além disso, a entrega de factores medicinais a alvos que não são solúveis em água sempre foi um desafio. Infelizmente, muitos fármacos potencialmente valiosos que parecem promissores não são muito solúveis em água e as suas aplicações clínicas são muito limitadas devido à sua fraca capacidade de entrar na corrente sanguínea.

Assim, os comprimidos e as injecções servem-nos eficazmente, mas para um doente com uma doença crónica como a diabetes ou uma doença cardíaca, estão muito longe.

A quantidade de medicamentos prescritos é sempre proporcional às necessidades flutuantes do organismo. Também é fácil esquecer-se de tomar um comprimido, mas se os médicos conseguirem implantar uma pequena cápsula sob a pele de uma pessoa que possa, por exemplo, detetar alterações no açúcar no sangue ou moléculas relacionadas com doenças cardíacas e administrar uma determinada quantidade de medicamento necessária para manter a saúde.

Os transportadores de medicamentos que aumentam a solubilidade do fármaco podem melhorar consideravelmente a qualidade do medicamento e são especialmente eficazes no diagnóstico e tratamento de doenças infecciosas. Esta é a ideia subjacente a uma nova geração de transportadores de fármacos inteligentes que estão a ser trabalhados em vários laboratórios.

A emergência de tecnologias no sistema de administração de fármacos tem sido estudada de perto e fornece uma ferramenta para a compreensão destas tecnologias na potencial administração de fármacos de uma forma prática no futuro.

Conversão de medicamentos de quimioterapia injectáveis em alimentos através da nanotecnologia

Os nano-investigadores criaram um sistema de administração de medicamentos de quimioterapia capaz de transformar esses medicamentos em alimentos. Neste projeto de investigação, a fim de preparar nanopartículas de muco adesivo utilizando polímero de quitosano para a administração de medicamentos anticancerígenos orais. A maior parte dos medicamentos anticancerígenos utilizados como quimioterapia são tomados por injeção, e a injeção destes medicamentos deve ser feita em hospitais e por pessoal médico. Neste projeto de investigação, foi concebido um sistema para que a administração de medicamentos de quimioterapia possa ser convertida em alimentos.

Molecular Targets for the Treatment of Cardiac Diseases

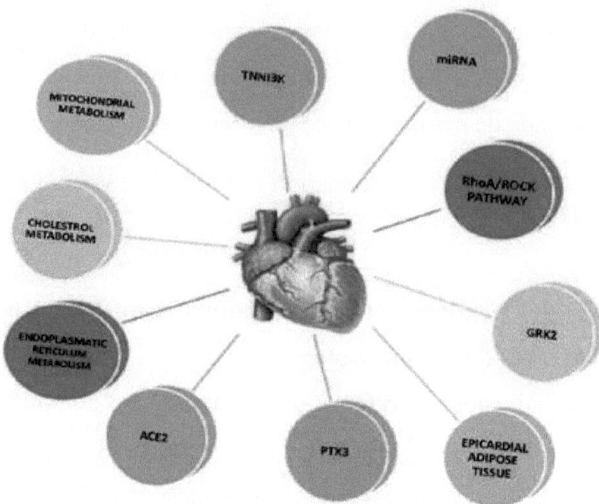

Figura 37. Novos alvos de medicamentos para o tratamento de doenças cardíacas

Isto fará com que o paciente seja tratado com medicamentos orais sem a necessidade de se deslocar a centros médicos. Neste sistema, é produzido a partir da combinação de dois polímeros, o quitosano tiolado e o polimetilmetacrílico.

Normalmente, quando o fármaco entra no sistema digestivo, é destruído pelo ambiente do sistema digestivo, mas quando os compostos medicinais são preservados no interior destas nanopartículas, o fármaco é gradualmente absorvido pelo organismo. Estudos demonstraram que a absorção deste fármaco através da formulação apresentada é superior ao normal. Este sistema de administração de nanomedicamentos pode ser utilizado para medicamentos de quimioterapia e foi aplicado ao medicamento de quimioterapia Docetaxel.

Teste de libertação de fármacos

A solução tampão fosfato foi utilizada como meio de libertação para investigar a libertação do fármaco in vitro. Uma quantidade específica de cada uma das formulações preparadas foi injectada num recipiente de vidro cilíndrico contendo vinte mililitros de solução tampão de fosfato, e os recipientes de vidro foram mantidos numa incubadora com uma temperatura constante de 37 graus Celsius. Em alturas específicas, foram retirados dois mililitros da solução e substituídos pelo mesmo volume de solução tampão de fosfato fresca.

Medição da concentração do fármaco e determinação da percentagem de fármaco libertado

A concentração do fármaco nas amostras retiradas do ambiente de libertação é medida com a ajuda de uma cromatografia líquida eficaz. De cada fórmula, três amostras foram submetidas ao teste de libertação e cada amostra foi cromatografada três vezes.

Por conseguinte, a concentração utilizada no desenho dos testes de libertação é a média das três concentrações obtidas por cromatografia. Para determinar a percentagem de fármaco libertado, começa-se por obter a concentração da solução, efectuando os seguintes cálculos para a percentagem de fármaco libertado em função do tempo.

Uma nova invenção no domínio dos nanodispositivos de libertação de fármacos

Uma das empresas activas no domínio dos sistemas de libertação de fármacos anunciou o registo do novo desenho da empresa no domínio dos dispositivos de libertação de fármacos na América. Este dispositivo tem dimensões micro e possui nano orifícios para a libertação estável de agentes terapêuticos.

Este dispositivo utiliza a tecnologia Nano para a libertação estável de moléculas grandes e pequenas durante vários meses após a implantação subcutânea. Existe a possibilidade de libertação a longo prazo de agentes terapêuticos como o interferão alfa, a hormona de crescimento humana e o GLP-1 utilizando este dispositivo.

Entre as vantagens deste tipo de libertação, podemos referir o aumento da segurança, do desempenho e da durabilidade do fármaco, bem como o conforto do doente nos casos que requerem injecções subcutâneas repetidas. Esta tecnologia única é capaz de libertar agentes terapêuticos durante vários meses através de penetração passiva, o que significa não utilizar uma bomba de osmose e quaisquer componentes mecânicos no interior do referido dispositivo. Este dispositivo é constituído por membranas com orifícios geométricos regulares à escala nanométrica, o que lhe permite controlar a taxa de penetração e libertação do fármaco.

Em simultâneo com a libertação estável e a longo prazo de vários agentes terapêuticos, a nanotecnologia eliminou a necessidade de utilizar quaisquer componentes mecânicos no interior do dispositivo. Este facto criou uma flexibilidade considerável, simplificou o processo de produção e, mais importante ainda, eliminou os riscos da utilização de sistemas de osmose.

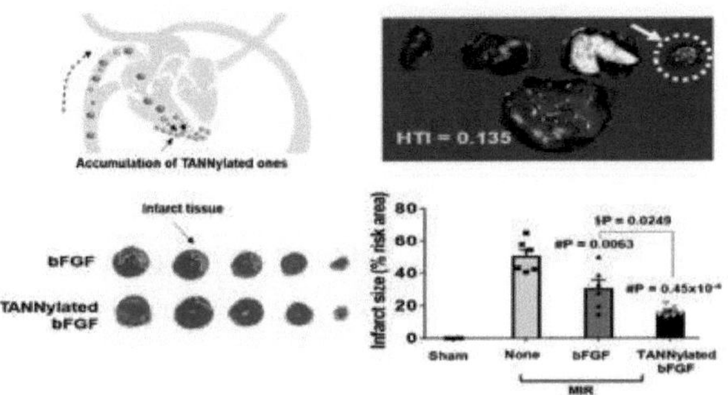

Figura 38. Sistema de administração local de medicamentos

Capítulo IV

Mecanismos e métodos de libertação controlada de fármacos

Uma das questões importantes na utilização de medicamentos é a forma como o medicamento é libertado no organismo e a sua velocidade. A libertação controlada do fármaco tem uma taxa quase constante de zero. Neste sistema, a libertação do fármaco é feita por diferentes mecanismos, entre os quais podemos citar a penetração, os sistemas destrutíveis e os sistemas de intumescimento. Na permeação, a libertação do fármaco ocorre pela passagem do fármaco através de uma matriz ou membrana polimérica. Nos sistemas degradáveis, utiliza-se a propriedade de degradabilidade dos polímeros degradáveis, e nos sistemas de intumescimento, a libertação ocorre devido à alteração das propriedades do polímero pela absorção de água. Para esta libertação controlada, existem diferentes métodos que são utilizados de acordo com a sua aplicação e caraterísticas. Entre eles, podemos citar os sistemas de tanques, matrizes e bombas de osmose.

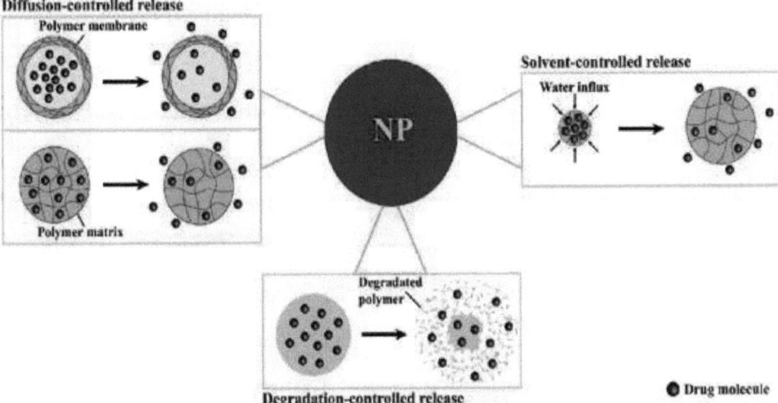

Figura 39. Mecanismos de libertação sustentada de fármacos a partir de nanopartículas

Conceção de um sistema de libertação de medicamentos contra o cancro

Estas partículas de libertação de fármacos, denominadas nanodiamantes, estão ligadas ao fármaco anticancerígeno e fazem com que este permaneça no tumor cancerígeno durante um período de tempo mais longo, para que possa ser eficaz.

Outra vantagem deste sistema são os efeitos secundários menos destrutivos. Neste sistema, são utilizadas partículas chamadas nano diamantes para administrar diretamente os medicamentos de quimioterapia ao tumor cerebral. Em comparação com os tratamentos existentes, este novo método é mais eficaz na eliminação do cancro e deixa menos efeitos secundários. O tipo mais comum e mortal de tumor cerebral é o Glioblastoma.

Apesar do tratamento com cirurgia, radioterapia e quimioterapia, o tempo médio de sobrevivência dos doentes com este tumor é inferior a um ano e meio. Os tumores são difíceis de tratar, em parte porque os medicamentos de quimioterapia que são injectados isoladamente não conseguem penetrar no sistema protetor de vasos sanguíneos que rodeiam o cérebro. Além disso, os medicamentos que passam por este sistema protetor não se mantêm suficientemente concentrados no tecido tumoral para serem eficazes.

Um dos medicamentos de quimioterapia mais comuns tem sido eficaz em muitos cancros e tem sido apresentado como um medicamento modelo no tratamento de tumores cerebrais por injeção direta no tumor. Pela primeira vez, esta equipa concebeu uma solução para a forte fixação de moléculas de doxorrubicina à superfície de nano diamantes. Este composto é designado por ND-DOX. Os nano diamantes são partículas cujo material principal e básico é o carbono. As dimensões destas partículas dificilmente atingem 4 a 5 nanómetros.

Embora as proteínas das células cancerígenas possam remover a maioria dos medicamentos anticancerígenos injectados na célula antes que estes medicamentos tenham a oportunidade de fazer efeito. Estas proteínas não conseguem eliminar os nano diamantes. Como resultado, a combinação fármaco-nano diamante permanece na célula durante mais tempo, sem afetar o tecido que rodeia o tumor. Os resultados desta investigação mostraram também, pela primeira vez, que este sistema de libertação de fármacos limita a quantidade de doxorrubicina que se espalha para fora do tumor.

Isto reduz os efeitos secundários do veneno e mantém uma maior quantidade do fármaco no tumor durante um período de tempo mais longo, o que faz com que a eficácia do fármaco em matar o tumor aumente sem afetar os tecidos circundantes. O tempo de vida dos ratos tratados nesta experiência aumentou significativamente em comparação com os ratos que foram tratados apenas com doxorrubicina.

Os nano diamantes têm muitas superfícies e articulações, quase como uma bola de futebol, o que faz com que se liguem à doxorrubicina com força e rapidez. Esta investigação deverá aumentar o número de medicamentos de quimioterapia que podem aderir às superfícies dos nano diamantes para melhorar o tratamento e reduzir os efeitos secundários.

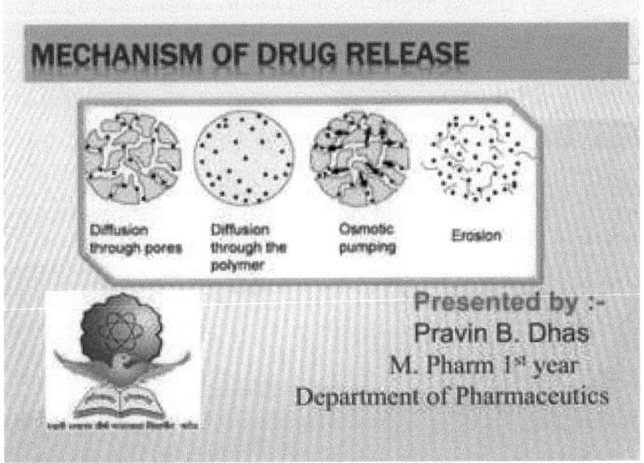

Figura 40. Mecanismo de libertação do fármaco

Nano-lipossomas como novos transportadores de medicamentos

Os nano-lipossomas são estruturas coloidais constituídas por uma membrana de duas camadas. Em soluções aquosas, os grupos hidrofóbicos dos fosfolípidos estão orientados para o interior da esfera e os seus grupos hidrofílicos estão orientados para o exterior da esfera.

Como resultado, forma-se uma membrana esférica completamente fechada a partir de uma dupla camada de moléculas de gordura. Atualmente, estas nanoestruturas são utilizadas como transportadores de fármacos e de genes, bem como como modeladores de membranas celulares, tanto em animais como em seres humanos. Os investigadores estudaram o transporte de fármacos anticancerígenos por estes nano-transportadores. Os resultados desta investigação mostraram que, com a utilização de nano-lipossomas, a administração de fármacos às células-alvo foi melhorada e a eficácia dos fármacos aumentou.

Utilização de ímanes para libertar medicamentos em tumores cancerígenos

Há várias décadas que os cientistas têm vindo a trabalhar na utilização de nanopartículas magnéticas como ferramenta para a libertação de medicamentos. Recentemente, os investigadores demonstraram que, combinando três metais, ferro, ouro e platina, é possível fornecer um método para a libertação direta de medicamentos no corpo.

Uma equipa de investigação utilizou óxido de ferro de 5 nm para produzir medicamentos contra o cancro. O óxido de ferro foi revestido com uma camada protetora de ouro e cisplatina. O aspeto mais importante deste medicamento é o facto de o seu núcleo de ferro se poder mover sob um campo magnético. Com os métodos habituais, é muito difícil administrar o medicamento.

Com este novo método, o medicamento pode ser administrado diretamente no local desejado do corpo. Por exemplo, um medicamento anti-cancro pode ser administrado a um tumor utilizando um forte campo magnético. Também é possível colocar um material magnético forte no tumor e, finalmente, o medicamento injetado chega ao tumor devido à atração magnética.

Os resultados laboratoriais mostraram que, quando o medicamento chega ao local do tumor sob o campo magnético, destrói apenas as células que rodeiam o íman no tumor e não tem nada a ver com outras células.

Nos métodos comuns de quimioterapia, o medicamento é espalhado por todo o corpo. Por conseguinte, para além das células cancerosas, também destrói os órgãos vivos, mas ao utilizar este novo método, os efeitos secundários da quimioterapia são eliminados. Assim, problemas como a queda de cabelo, náuseas, vómitos, redução dos glóbulos vermelhos e aumento do risco de infeção desaparecem. Esta nova tecnologia pode ser utilizada em vários tratamentos, em cancros que não podem ser tratados com medicamentos de platina comuns. O cancro da próstata pode ser mencionado entre estes casos. Os medicamentos de platina são um dos medicamentos mais comuns utilizados na quimioterapia, que incluem a cisplatina, a carboplatina e a oxaliplatina.

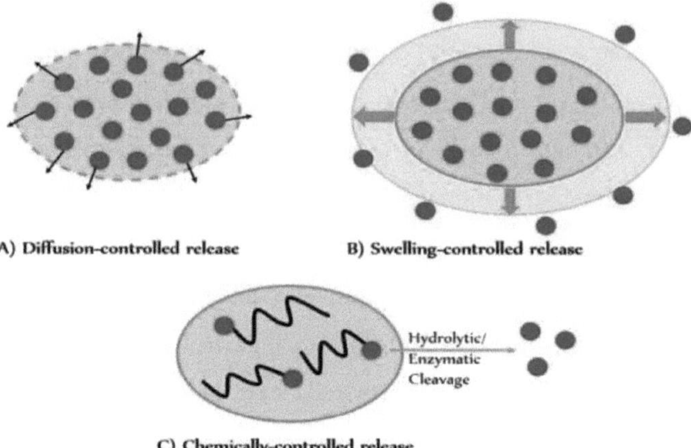

Figura 41. Esquema dos mecanismos de libertação de fármacos a partir de hidrogéis

Prestação de serviços de medição da quantidade de libertação de nanopartículas farmacêuticas

Foi desenvolvido um método para medir a taxa de libertação de nanopartículas medicinais, que pode ser calculada fora do corpo. Deste modo, o custo dos testes de medicamentos é muito reduzido. Neste método, a quantidade de toxicidade das nanopartículas é medida e são produzidos diferentes lipossomas medicinais.

Existem métodos de análise únicos que podem ser utilizados para medir a libertação de nanopartículas. Com este novo método, é possível obter a taxa de libertação de fármacos dos lipossomas. As empresas que trabalham na produção de medicamentos utilizando lipossomas sabem que a taxa de libertação de fármacos é um parâmetro importante e que a sua obtenção exige muito dinheiro. Até à data, todas as tentativas de medir esta taxa fora do corpo falharam. Por conseguinte, os legisladores tiveram de obrigar as empresas farmacêuticas a medir este parâmetro dentro do corpo. Entretanto, o método mais recente que foi apresentado pode medir a taxa desta libertação fora do corpo. Desta forma, as empresas farmacêuticas podem facilmente obter esta taxa, não sendo necessário suportar os pesados custos de testar o doente. Este sucesso é um grande passo para esta empresa e uma boa notícia para os fabricantes de medicamentos lipossómicos.

Formas sugeridas de administrar medicamentos ao cérebro

Em geral, as formas de administração de medicamentos no cérebro podem ser divididas em duas categorias: invasivas e não invasivas.

1- Formas agressivas:

- ✓ Destruição da barreira hemato-encefálica.
- ✓ Destruição osmótica e abertura de ligações estreitas entre as células.

2- Formas não invasivas:

- ✓ Utilização de pré-medicamentos.
- ✓ Transportadores de colóides.

A abertura de ligações apertadas com a ajuda da pressão osmótica pode fazer com que toxinas e outras substâncias indesejadas entrem no cérebro, para além dos medicamentos. Por este motivo, a investigação tem-se orientado mais para métodos não invasivos. Em geral, ao aumentar a lipofilicidade de pequenas moléculas de fármacos, aumenta a possibilidade da sua transferência para o cérebro. Os pró-fármacos são frequentemente produzidos com a mesma caraterística. Naturalmente, nem todos os fármacos são eficazes ou podem aumentar a lipólise.

Porque, por vezes, com estas alterações, os fármacos perdem o seu efeito terapêutico ou a atividade das proteínas excretoras, como a glicoproteína-P, aumenta sobre eles. Com o aumento do perfil lipídico, aumenta também o metabolismo e a distribuição do fármaco no organismo, o que, por sua vez, provoca um aumento da dose do fármaco consumido e, consequentemente, um aumento dos efeitos secundários.

Além disso, nem todos os pró-fármacos têm a capacidade de se decompor no cérebro. Nestes casos, as nanopartículas podem ser utilizadas para a administração de medicamentos. As moléculas de grandes dimensões, como os péptidos, as proteínas ou os genes, não conseguem atravessar a barreira hemato-encefálica. Além disso, estes compostos têm pouca estabilidade no ambiente, são rapidamente metabolizados e não se propagam no cérebro. Como resultado, para observar o efeito terapêutico, estas moléculas também precisam de se mover em direção às nanopartículas.

Tipos de nanopartículas para administração de medicamentos no cérebro

1- Nanopartículas lipídicas sólidas: estes transportadores coloidais são constituídos por lípidos biocompatíveis ou biodegradáveis, sólidos à temperatura do corpo e com dimensões entre 100 e 1000 nm. Os lípidos incluem triglicéridos purificados ou misturas de glicéridos e ceras. Um dos problemas da utilização deste tipo de nanopartículas é a possibilidade da sua rápida remoção da corrente sanguínea pelo sistema reticuloendotelial e pelos macrófagos. Para ultrapassar este problema, podem ser utilizadas as seguintes formas: Se o tamanho das nanopartículas lipídicas sólidas for de cerca de 120 a 200 nm, a maior parte delas pode escapar aos sistemas de limpeza. Além disso, ao associar compostos hidrofílicos, como o polímero polietilenoglicol (PEG), ou ao associar anticorpos a estas estruturas, para além de proteger as nanopartículas dos sistemas de purificação do sangue, estas podem ser utilizadas para fins terapêuticos específicos. Preparadas para células cerebrais. A produção de nanopartículas lipídicas sólidas é económica e industrialmente acessível. Os métodos de preparação destas nanopartículas foram mencionados noutros artigos, e a sua síntese é aqui apenas mencionada esquematicamente. De acordo com os métodos de fabrico, as nanopartículas lipídicas sólidas terão diferentes formas, tais como o modelo de fármaco no centro, o fármaco no revestimento e a solução sólida na qual o fármaco e o lípido estão uniformemente dispersos na nanopartícula.

2- Nanopartículas poliméricas: Em comparação com outras nanopartículas coloidais, estas nanopartículas são mais estáveis quando expostas aos fluidos corporais. Além disso, o seu polímero também pode ter propriedades de libertação controlada com alterações. As nanopartículas podem ser formadas a partir de polímeros preparados ou da polimerização de monómeros e criar nanocápsulas ou nanoesferas. Um exemplo bem sucedido de nanopartículas utilizadas na fase intra-corporal para a administração de medicamentos no cérebro é o polímero rapidamente degradável, o cianoacrilato de polibutileno. É possível efetuar alterações na superfície destas nanopartículas e, através da ligação de um ligando ou de um polímero de polietilenoglicol, é possível melhorar a administração de fármacos às células e direccioná-los.

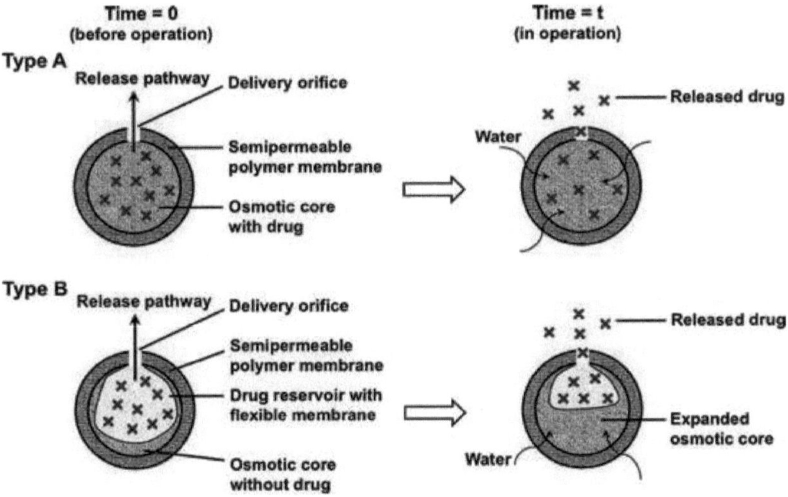

Figura 42. Libertação controlada

Os métodos dominantes de passagem de nanopartículas através da barreira hemato-encefálica

Existem vários métodos através dos quais as substâncias podem atravessar a barreira hemato-encefálica e chegar às células cerebrais, mas, entre eles, parece que a administração de nanomedicamentos é um dos seguintes métodos:

1- Transferência por absorção: Esta transferência começa por criar uma interação eletrostática entre a partícula de carga positiva e a membrana plasmática de carga negativa. Esta via não é específica do cérebro e está também presente no fígado, nos rins ou nos pulmões. Numa investigação, foram preparadas nanopartículas utilizando polímero de polilactida ligado ao polímero PEG, e os resultados mostraram a transferência de nanopartículas com a ajuda da absorção.

2- Transmissão assistida por receptores: Para este tipo de transmissão, deve ser colocado um ligando especial na nanopartícula, para que esta possa entrar nas células cerebrais ligando-se a um recetor específico.

3- Difusão passiva: devido às propriedades lipídicas das nanopartículas lipídicas sólidas, existe a possibilidade da sua passagem por difusão passiva. Em vários estudos, a quantidade de fármaco nas células cerebrais foi também medida, o que indicou um aumento da entrada do fármaco na célula quando o lípido estava presente na superfície da nanopartícula em comparação com o caso em que o lípido não estava presente.

Estabilidade das nanopartículas

Numa série de investigações efectuadas sobre a estabilidade de nanopartículas criadas em diferentes ambientes, como o ambiente ácido, o soro humano e a água, as nanopartículas têm-se mantido estáveis. Por exemplo, as nanopartículas permanecem num ambiente ácido durante vários meses sem precipitação, ou a sua suspensão em soro humano é estável até 8 dias.

Como resultado, estas estruturas têm a capacidade de criar formulações farmacêuticas, quer sob a forma de uma solução, quer sob a forma de um pó liofilizado. Para administrar fármacos no cérebro, é necessário ultrapassar a barreira hemato-encefálica. A tecnologia das nanopartículas pode ser um método valioso para transferir fármacos através desta barreira. Porque as nanopartículas têm um tamanho pequeno de cerca de 200 nm e podem ser espalhadas em ambientes. Dependendo do método de fabrico, o fármaco pode ser colocado no interior da nanopartícula ou na sua superfície. Além disso, as nanopartículas têm estabilidade suficiente para criar formulações farmacêuticas. Consequentemente, o tema da administração de fármacos ao cérebro através de nanopartículas pode ser um dos ramos que podem ser melhorados para o tratamento de doenças com a ajuda da nanotecnologia.

Nano partículas e administração de fármacos ao olho

Os medicamentos utilizados para tratar doenças oculares têm frequentemente um prazo de validade curto e pouco contacto com o olho. Os medicamentos oftálmicos devem ser formulados de forma a não causarem irritação e a não perturbarem a visão do doente. Por outro lado, os medicamentos comuns disponíveis no mercado, apesar de terem caraterísticas positivas como não inflamatórios e não irritantes para os olhos, têm um prazo de validade curto, o que faz com que o doente tenha de utilizar o medicamento frequentemente ao longo do dia.

Estes problemas levaram os investigadores à utilização de nanopartículas, a fim de proporcionar a possibilidade de utilizar novos fármacos, para além de aumentar o prazo de validade do fármaco no olho, optimizando as formulações de nanopartículas lipídicas e poliméricas. Por conseguinte, foram selecionadas nanopartículas biocompatíveis e biodegradáveis para administração intraocular, para terem um prazo de validade aceitável e capacidade de se ligarem ao muco ocular, e para criarem uma forma líquida que facilite a utilização do medicamento pelo doente. Por este motivo, foram selecionados transportadores coloidais e poliméricos como substitutos dos medicamentos convencionais.

Nano partículas poliméricas

As nanopartículas criadas por polímeros para a administração de fármacos no olho podem apresentar-se sob duas formas: Nanoesferas e nanocápsulas. As nanocápsulas são estruturas semelhantes a sacos (vesiculares) em que o fármaco é colocado numa cavidade rodeada de polímero. Por outro lado, as nanoesferas são sistemas matriciais em que o fármaco e o polímero existem de forma homogénea. Os polímeros selecionados são diferentes, dependendo da lipofilicidade dos fármacos. Estes polímeros devem ter a capacidade de criar partículas pequenas (cerca de 100 a 200 nm). Para a sua construção, podem ser utilizados polímeros naturais e sintéticos.

Polímeros naturais

Os polímeros naturais, como as proteínas e os polissacáridos, têm sido muito estudados devido à sua degradabilidade e compatibilidade. O processo de destruição começa por aquecimento ou arrefecimento e, na continuação dos processos químicos de ligação, são criadas matrizes mais densas de nanopartículas de proteínas. Outro método de preparação destas partículas baseia-se na dessolubilização de macromoléculas e, consequentemente, na precipitação. De seguida, adiciona-se um aglutinante ao produto para formar nanopartículas de proteínas. Devido à presença de grupos carregados, as nanopartículas de proteínas podem atuar como uma matriz na qual o fármaco é envolvido ou se liga quimicamente à sua superfície.

Polímeros sintéticos e suas propriedades

Os polímeros sintéticos biocompatíveis e biodegradáveis também foram utilizados em estudos, tendo sido obtidos resultados adequados e generalizáveis. Por exemplo, os acrilatos foram utilizados devido à natureza adesiva do muco, o que leva a um abrandamento e libertação do fármaco e, consequentemente, a uma menor necessidade da sua administração frequente. Este polímero passa através das vias extracelulares e provoca a administração do fármaco às células oculares.

Dois outros polímeros que têm sido mais utilizados para estudar a libertação de fármacos que podem ser injectados no olho e não para aplicação tópica são o ácido poliláctico (PLA) e o ácido poliláctico glicólico (PLGA). Estes dois polímeros são biodegradáveis e biocompatíveis e têm a capacidade de se ligar ao polietilenoglicol para melhorar as suas propriedades de superfície. O peso molecular destes polímeros foi registado em diferentes estudos entre 3 e 109 kilo Daltons.

Para fabricar estas nanopartículas injectáveis, são utilizados métodos comuns de fabrico de nanopartículas, como a evaporação de solventes ou a secagem por pulverização. Quanto mais pequeno for o tamanho das nanopartículas obtidas a partir destes polímeros, melhor será a sua absorção. As nanopartículas podem ser um dos métodos promissores para administrar fármacos no olho. De acordo com as caraterísticas físicas e químicas do próprio fármaco e dos materiais utilizados no fabrico das nanopartículas, podem ser observadas várias caraterísticas na formulação final. As partículas mais pequenas e as formulações de fármacos sob a forma de solução são mais bem toleradas pelo doente.

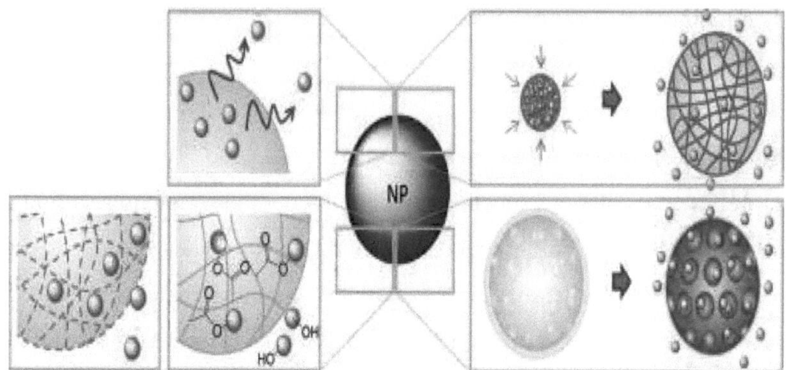

Figura 43. Libertação controlada de fármacos a partir de nanocarreadores farmacêuticos

Os resultados dos estudos in vivo para avaliar o desempenho das nanopartículas na transferência de fármacos para o olho, que são testados pela primeira vez em animais, mostram que as nanopartículas têm capacidade bioadesiva para aumentar o prazo de validade do fármaco e aumentar a possibilidade de absorção do fármaco.

A utilização de polímeros biodegradáveis é também um método muito adequado para a transferência de fármacos para as regiões posteriores e para o tratamento de doenças oculares crónicas. Ao otimizar a superfície das nanopartículas, é possível melhorar a biodisponibilidade e a durabilidade dos fármacos no olho.

Nanopartículas e administração de medicamentos no pulmão

As doenças pulmonares estão entre as doenças mais comuns e mortais que enfrentamos. O sistema respiratório está ligado ao ambiente exterior. Por conseguinte, deve ser protegido contra agentes infecciosos externos. À medida que as partículas descem pelas vias respiratórias, encontram a mucosa respiratória, os cílios e os ramos pulmonares, que retêm as partículas com mais de 5 micrómetros e permitem a sua passagem para os alvéolos. Não lhes são entregues, que é o principal local de troca de substâncias com o sangue.

Além disso, o pulmão está cheio de macrófagos, que neutralizam qualquer corpo estranho que entre no pulmão. Por este motivo, a utilização de nanopartículas pode ser considerada uma vantagem. Porque ao reduzir o tamanho das partículas, o acesso dos macrófagos a elas diminui. Ao mesmo tempo, o tempo de permanência das partículas no organismo também aumenta. Por conseguinte, o movimento no sentido da utilização da nanotecnologia para a administração de fármacos no pulmão está a progredir.

Nanotransportadores de nanopartículas poliméricas para administração de medicamentos nos pulmões

O objetivo da utilização de polímeros na administração de medicamentos é transportar a molécula do medicamento, protegê-la da destruição e controlar a libertação do medicamento. Estes polímeros são compostos biocompatíveis e biodegradáveis. A biocompatibilidade e a toxicidade dos polímeros ao longo do tempo devem ser cuidadosamente testadas in vivo e in vitro, de modo a não causar problemas ao doente durante a inalação.

1- Lipossomas: estas estruturas são de grande interesse para a administração de medicamentos nos pulmões. Porque podem ser preparados a partir de compostos naturais do próprio pulmão, como o surfactante pulmonar. O primeiro medicamento lipossómico que entrou no mercado, preparado a partir de surfactantes pulmonares, chama-se Alveofact. A maioria das formulações de lipossomas é utilizada na forma líquida com a ajuda de nebulizadores. No entanto, como já foi referido, existem problemas relacionados com a estabilidade destas formulações. Por este motivo, a utilização da forma seca dos lipossomas está a aumentar.

2- Nanopartículas lipídicas sólidas: a vantagem destas estruturas, que são compostas por lípido, surfactante e água, é o controlo da libertação do fármaco, a libertação a longo prazo e a destruição mais rápida na fase interna do que as nanopartículas poliméricas. Além disso, essas estruturas apresentam maior compatibilidade do que alguns polímeros no interior do pulmão. Numa investigação, estas estruturas foram utilizadas para a transferência de insulina, e o resultado foi a transferência bem sucedida de insulina para o corpo através dos pulmões.

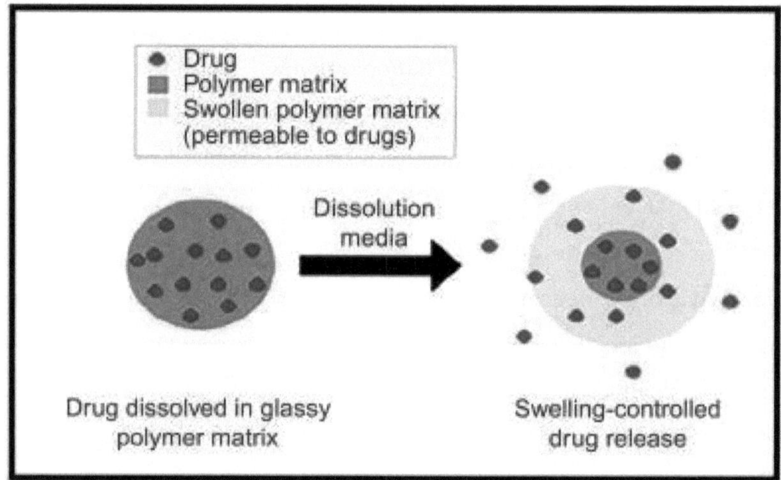

Figura 44. Sistema de administração de fármacos controlado por difusão

3- Demers: Os Demers são polímeros com uma estrutura ramificada. Estas estruturas são principalmente utilizadas para a transferência de genes para a célula, o que requer a colocação de ligandos específicos na superfície em forma de árvore para se ligarem aos receptores celulares. Num estudo, a molécula de heparina foi utilizada como uma grande molécula para o tratamento da embolia pulmonar com a ajuda de carnívoros. Os resultados deste trabalho foram registados sob a forma de um aumento da semi-vida e da absorção do fármaco em comparação com o caso em que o fármaco não é utilizado.

Produção de nanopartículas inaladas

As tecnologias para o fabrico de nanopartículas para inalação são diferentes, mas, em geral, em todas elas, as nanopartículas são encerradas em micropartículas, para atingirem o tamanho adequado para inalação. Estes revestimentos que aumentam o tamanho são frequentemente feitos de manitol ou lactose, que são colocados à volta das nanopartículas com a ajuda da técnica de pulverização.

Toxicidade das nanopartículas inaladas

As nanopartículas podem deslocar-se do local de inalação para outros tecidos e órgãos e provocar neles uma resposta indesejada. Estas respostas podem variar desde uma simples inflamação até à trombose vascular.

Por exemplo, numa investigação, foi utilizado um surfactante inorgânico no fabrico de nanopartículas. Depois de fotografar as células pulmonares, verificou-se que este surfactante permanecia nas bolhas de ar sob a forma de uma camada de película, o que dificultava a função normal das bolhas de ar na transferência de oxigénio.

Noutro estudo, foi demonstrado que cerca de 1% das nanopartículas com menos de 35 nm conseguiram atingir as artérias coronárias do coração. Por vezes, a pequena dimensão das nanopartículas pode ser considerada um defeito. Foi registada a persistência de algumas nanopartículas nos pulmões até 700 dias.

Estas partículas conseguiram escapar aos sistemas de limpeza, como os macrófagos, e permanecer no organismo. No entanto, os resultados gerais obtidos com a investigação mostram que, se a biocompatibilidade e a biodegradabilidade forem tidas em conta na formulação das nanopartículas, não existe qualquer perigo grave para o indivíduo e, de facto, a nanotecnologia pode ser utilizada como tratamento. Adequado para melhorar a administração de medicamentos no pulmão sem causar danos graves.

A administração pulmonar de nanopartículas é um método não invasivo que pode ser utilizado para fins terapêuticos nas células pulmonares. Ao formular o fármaco sob a forma de nanopartículas, para além da estabilidade, o doente tem a possibilidade de utilizar o fármaco mais facilmente. Ao inalar diretamente o fármaco para o sistema respiratório, é possível evitar a utilização excessiva do fármaco e os efeitos secundários causados pela transferência do fármaco para outros tecidos.

A caraterística importante da utilização desta técnica é a transferência de fármacos como a insulina e as proteínas para o organismo através da inalação, o que pode ser promissor para o tratamento de doenças como a diabetes, com a ajuda de métodos alternativos de injeção de insulina no doente. O único problema da administração de fármacos aos pulmões através da nanotecnologia é o destino destas partículas e a sua rápida remoção do sistema respiratório, o que pode ser resolvido envolvendo as nanopartículas em revestimentos destrutíveis e aumentando a superfície das partículas até ao nível ótimo para permanecerem nos pulmões. Alívio do pulmão. Os cancros do pulmão e a tuberculose continuam a ser considerados problemas médicos no mundo. Com a utilização da nanotecnologia, espera-se que as formas de administração de fármacos a este tecido sejam melhoradas e que seja dado um grande passo no sentido do tratamento das doenças relacionadas.

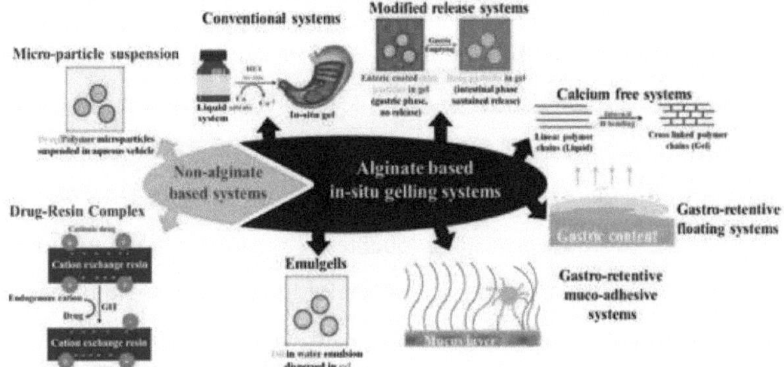

Figura 45. Líquidos inteligentes para libertação controlada de fármacos por via oral

Nano partículas e administração de medicamentos através da pele

A fim de melhorar a transferência de fármacos através da pele, foram inventadas várias tecnologias químicas e físicas. Um exemplo destas tecnologias é a utilização de nanopartículas na administração de medicamentos.

Para otimizar a administração de fármacos, é necessário começar por conhecer a fisiologia da pele e utilizar os métodos adequados às células desta estrutura espalhadas pelo corpo. Devido ao tamanho muito pequeno das vias de penetração dos compostos na pele (menos de 10 nm), para a preparação de formulações de nanopartículas, devem ser utilizados compostos que possam ajudar a penetrar as substâncias nas camadas mais profundas da pele. Compostos como os surfactantes na formulação de nanopartículas são conhecidos como um fator de otimização da absorção de substâncias através da pele. É por esta razão que os tensioactivos têm sido utilizados na construção da maioria das nanopartículas que podem ser utilizadas localmente.

Tipos de nanopartículas utilizadas na administração de medicamentos através da pele

1- Nanopartículas lipídicas sólidas: as principais caraterísticas destas estruturas são a estabilidade física, a proteção do fármaco carregado contra a destruição, a finalidade terapêutica para células específicas e a sua biodegradabilidade. Os métodos de fabrico destas partículas são variados e incluem a homogeneização a quente e a frio, a microemulsão, a evaporação de solventes, a dupla emulsão e alguns outros métodos menos comuns. Em muitas investigações, estas estruturas têm sido utilizadas para carregar fármacos como o clotrimazol, a isotretinoína e os corticosteróides, e os resultados mostram um aumento da presença do fármaco no local, uma diminuição da frequência de utilização, uma diminuição dos efeitos secundários, como a inflamação, e uma libertação controlada do fármaco.

A passagem de nanopartículas através da pele

Foi demonstrado em muitos estudos que as partículas na gama de 100 a 200 nm não conseguem atravessar a pele. Considerando que o tamanho dos poros da pele é muito mais pequeno para a passagem. Consequentemente, devem ser considerados outros factores para melhorar a passagem das nanopartículas para a pele.

Naturalmente, as partículas mencionadas têm a capacidade de serem absorvidas através de apêndices da pele, como os folículos pilosos. Um destes factores são os tensioactivos utilizados nas formulações de nanopartículas, como as micelas. Os tensioactivos podem atuar como melhoradores e aumentar a penetração dos fármacos na pele. Além disso, outra forma de as partículas atravessarem a barreira cutânea é a quantidade de água nas formulações, que cria um gradiente de água através do estrato córneo e permite que as partículas entrem nas camadas seguintes da pele. O sucesso de uma nova formulação depende da quantidade de transferência do fármaco para o tecido-alvo desejado, juntamente com baixos efeitos secundários e facilidade de utilização pelo doente. A utilização tópica de fármacos tem muitas vantagens, como o controlo da libertação do fármaco, uma maior cooperação do doente e um elevado nível de absorção. Naturalmente, a transferência cutânea do fármaco requer uma atenção especial à natureza e função do local de ação.

Convém recordar que a principal função da pele é a proteção contra a entrada de substâncias estranhas. Consequentemente, será difícil para as nanopartículas entrarem na pele, mas ao otimizar as formulações das nanopartículas, será possível transferi-las para a pele e administrar medicamentos aos tecidos.

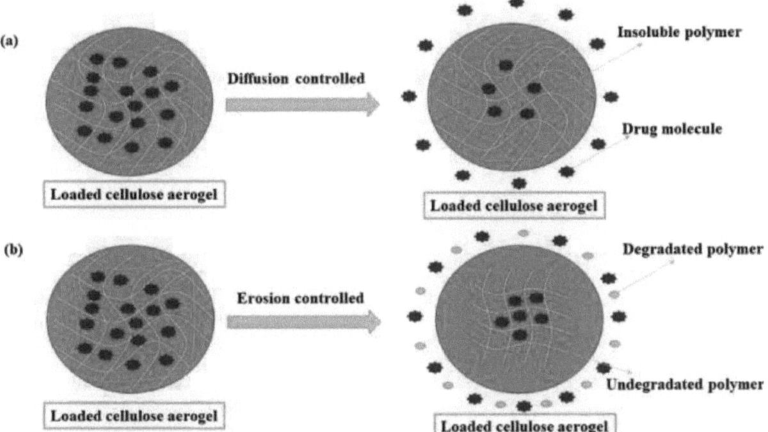

Figura 46. Ilustração de dois mecanismos principais

Capítulo V

Utilização de nanopartículas com medicamentos para tratar doenças

A nanotecnologia no diagnóstico de doenças

A nanotecnologia tornou possível o diagnóstico de doenças através de novos métodos, com elevada precisão, rapidez e baixo custo. Estes casos podem ser considerados as vantagens mais importantes da utilização de nanoestruturas no diagnóstico de doenças. A nanotecnologia abriu muitas oportunidades para a saúde das sociedades humanas, cuja utilização aumentou a capacidade dos seres humanos para lidar com doenças como vários tipos de cancro. Atualmente, foram desenvolvidos e comercializados vários métodos baseados na nanotecnologia para diagnosticar doenças, e o seu número está a aumentar de dia para dia.

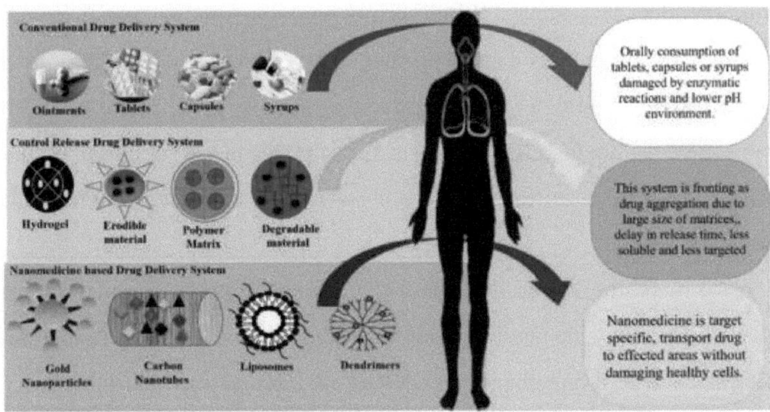

Figura 47. Nanopartículas na administração de medicamentos

Nano-biosensores

Os sensores são dispositivos que podem ser utilizados para diferentes detecções e medições. Os receptores no corpo, como os receptores de pressão, temperatura e sabor, enviam a informação necessária ao cérebro para compreender o estado do corpo. Se prestarmos atenção à estrutura destes sensores internos do corpo, verificamos que uma parte destes receptores recebe e detecta as alterações da variável desejada. A variável é a coisa que é suposto ser investigada e é geralmente designada por analito.

Por exemplo, no recetor gustativo, as moléculas de superfície podem ligar-se a moléculas de alimentos na boca e assim detetar a sua presença no ambiente. Neste caso, as moléculas de alimentos desempenham o papel de analitos. Depois de detetar a existência ou a alteração da variável, é enviada uma mensagem sob a forma de impulsos eléctricos através dos nervos para o sistema nervoso central. Esta mensagem é relevante e está relacionada com as alterações da variável.

Finalmente, o sistema nervoso central, especialmente o córtex cerebral, traduz as mensagens recebidas dos receptores de uma forma que possamos compreender. Um sensor é um dispositivo que pode identificar uma variável e comunicar a sua presença, atividade e valor. Depois de identificar e medir a variável-alvo, o sensor deve transmitir uma mensagem ou sinal e traduzi-lo de uma forma que possa ser compreendida pelo recetor a jusante. Um sensor adequado deve ter determinadas caraterísticas.

A parte mais importante de todos os sensores é a parte responsável pela interação com a substância a analisar e que oferece a possibilidade de a detetar e medir, a que chamamos detetor. A interação entre a substância a analisar e o detetor, que é utilizada para identificar diferentes variáveis, pode ser química, eléctrica, eletrostática e mecânica. Finalmente, o resultado desta interação é uma mensagem que pode ser revelada e traduzida. O tipo mais simples de mensagem pode assumir a forma de uma mudança de cor, mas atualmente a mensagem mais desejável resultante da interação entre o detetor e o analito é uma mensagem eléctrica que, para além da possibilidade de identificar o analito, permite também a sua medição quantitativa .

Agora, se parte do componente de reconhecimento de um sensor consistir em moléculas e estruturas biológicas, ou se o processo de deteção e medição se basear num processo biológico, teremos um biossensor. As moléculas utilizadas num biossensor podem ser de diferentes tipos, incluindo anticorpos, antigénios, ácidos nucleicos, enzimas, cadeias simples de ADN e muitas estruturas biológicas que têm a capacidade de interagir com vários estímulos no ambiente circundante.

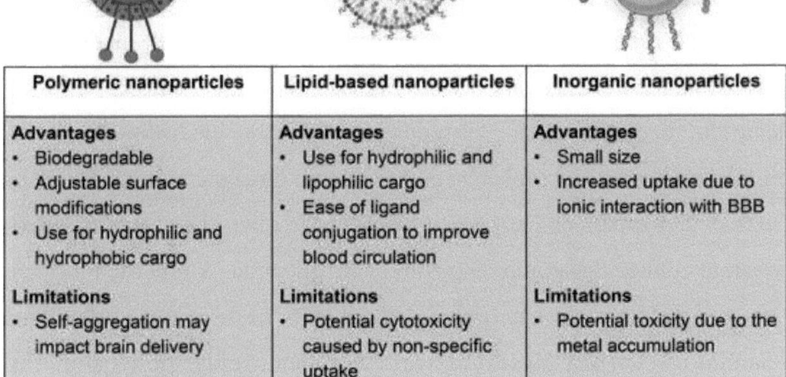

Polymeric nanoparticles	Lipid-based nanoparticles	Inorganic nanoparticles
Advantages • Biodegradable • Adjustable surface modifications • Use for hydrophilic and hydrophobic cargo	**Advantages** • Use for hydrophilic and lipophilic cargo • Ease of ligand conjugation to improve blood circulation	**Advantages** • Small size • Increased uptake due to ionic interaction with BBB
Limitations • Self-aggregation may impact brain delivery	**Limitations** • Potential cytotoxicity caused by non-specific uptake	**Limitations** • Potential toxicity due to the metal accumulation

Figura 48. Sistemas de administração de nanopartículas para perturbações associadas ao consumo de substâncias

Um sistema completo de biossensor tem três partes principais:

- ✓ Um identificador biológico ou recetor que interage com a substância a analisar e gera a mensagem primária.
- ✓ O conversor é responsável pela deteção e medição da substância a analisar e pela produção de uma mensagem traduzível.
- ✓ A parte eletrónica que traduz a mensagem enviada.

A parte eletrónica do biossensor tem três partes: amplificador de sinal, processador de sinal e visor. Em resumo, o processo de deteção e medição num biossensor é feito da seguinte forma. Depois de a variável ser detectada pela molécula biológica (recetor), é gerada uma mensagem inicial, que é enviada para a parte eletrónica pela parte transdutora do sensor.

A mensagem inicial chega ao amplificador de sinal na secção eletrónica e, após amplificação, é entregue à unidade de processamento que é responsável pela tradução da mensagem. Finalmente, o ecrã do biossensor transmite a mensagem original, agora traduzida, ao utilizador. Existem vários tipos de conversores que utilizam a combinação de moléculas biológicas como receptores e fenómenos físicos que podem ser convertidos em mensagens eléctricas, tais como fenómenos ópticos, electroquímicos, de massa e térmicos para deteção e medição.

Um dos primeiros biossensores, e obviamente o mais utilizado, foram os eléctrodos enzimáticos para medir os níveis de glicose no sangue, que se tornaram conhecidos como dispositivos de glicemia. A glucose no corpo é oxidada pela enzima glucose oxidase. Assim, neste sensor, a glucose é o analito e a enzima glucose oxidase é o identificador ou recetor. Um nanobiossensor é um biossensor que utiliza nanomateriais na conceção e construção das suas partes principais para aumentar a sua eficiência.

Normalmente, são utilizados todos os tipos de nanomateriais para fabricar e melhorar o transdutor, que inclui o recetor e a interface eléctrica. Os pontos quânticos, as nanopartículas metálicas, as nanopartículas de sílica, os fulerenos, os nanotubos de carbono, o grafeno e os nanofios contam-se entre os nanomateriais mais utilizados.

As caraterísticas específicas dos nanomateriais fazem com que a ligação do componente detetor ao analito altere a sua absorção ótica, o espetro de emissão, o comportamento plasmónico da superfície, a condutividade, o potencial eletroquímico e outras caraterísticas. Por exemplo, é possível estudar o desempenho de nanossensores cuja estrutura utiliza nanomateriais unidimensionais, como nanofios ou nanotubos. Os nanomateriais unidimensionais têm a possibilidade de se ligarem a diferentes moléculas identificadoras. Devido às propriedades especiais da superfície, a interação dos detectores com a substância a analisar provoca uma alteração da condutividade dos nanomateriais.

Por exemplo, os nanofios de silício revestidos com biotina são muito sensíveis para detetar a proteína estreptavidina, que é produzida por um certo tipo de bactérias. Outro exemplo da aplicação de nanomateriais é a utilização de pontos quânticos semicondutores para detetar o gás NO. A quantidade de emissão de luz destes pontos quânticos aumenta na presença do gás. Este aumento de sensibilidade torna o sensor capaz de detetar quantidades muito pequenas de analitos que não podiam ser detectados em sensores mais antigos.

A grande capacidade dos nanobiossensores para detetar diferentes espécies com concentrações muito baixas cria muitas aplicações para eles em diferentes domínios. O diagnóstico precoce de várias doenças, a deteção de agentes patogénicos no ambiente, a deteção de explosivos em sistemas de segurança, a deteção de toxinas em produtos alimentares e farmacêuticos e a medição de indicadores de saúde na corrente sanguínea são algumas das aplicações modernas dos nanobiossensores.

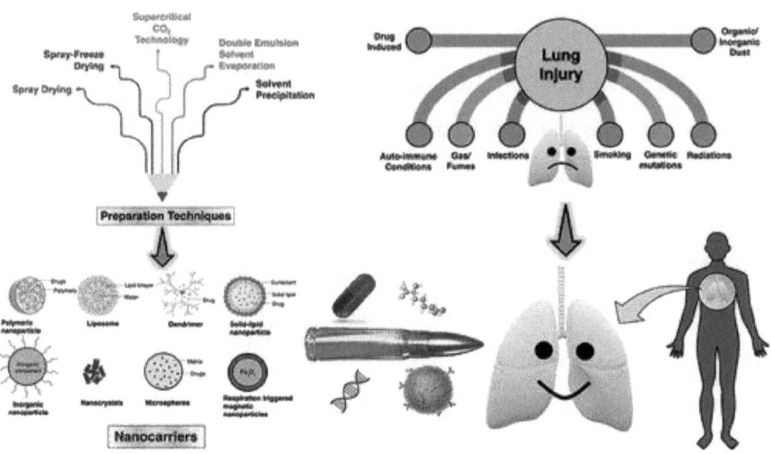

Figura 49. Sistema de administração de medicamentos à base de nanopartículas

Nanopartículas que podem ser um tratamento promissor contra o cancro

Os tratamentos tradicionais contra o cancro estão associados ao risco de danificar os tecidos saudáveis. Porque funcionam para destruir as células cancerígenas e podem também danificar os tecidos saudáveis. Os cientistas estão atualmente a trabalhar em terapias baseadas na nanotecnologia para ultrapassar esta limitação e aumentar a probabilidade de sobrevivência em vários tipos de cancro. Atualmente, os tratamentos contra o cancro limitam-se à cirurgia, à radiação e à quimioterapia.

Os três métodos implicam o risco de danificar os tecidos normais ou de erradicação incompleta do cancro. A nanotecnologia é um método para atingir direta e seletivamente as células cancerígenas com métodos de quimioterapia, melhorar a cirurgia do tumor, aumentar a eficácia dos métodos de tratamento baseados na radiação e outros métodos de tratamento actuais.

Todos estes métodos podem ajudar a reduzir o risco para o doente e aumentar a probabilidade da sua sobrevivência. A investigação sobre o tratamento do cancro com a ajuda da nanotecnologia, para além da administração de medicamentos e da disponibilização de novos tratamentos, só pode ser alargada através da utilização das propriedades dos nanomateriais.

Embora as nanopartículas sejam pequenas em comparação com as células, são suficientemente grandes para encapsular muitos compostos moleculares pequenos. O desenvolvimento integrado de novas nanopartículas e compostos farmacêuticos activos permite a exploração de um conjunto mais vasto de ingredientes activos. Além disso, as cargas úteis imunoterapêuticas e os revestimentos de superfície são explorados como adjuvantes da quimioterapia e da radioterapia baseadas em nanopartículas, bem como de terapias autónomas.

As estratégias inovadoras incluem a conceção de nanopartículas como agentes imunoestimuladores que utilizam a arquitetura nanoestruturada para uma atividade antitumoral sustentada.

Como é que a nanotecnologia melhora o tratamento do cancro?

Ao orientar os medicamentos para atingirem seletivamente as células cancerígenas, a nanotecnologia melhora a quimioterapia e reduz os seus efeitos adversos. Também orienta a remoção cirúrgica de tumores com níveis mais elevados de precisão e aumenta a eficácia da radioterapia e de outras opções de tratamento actuais.

O resultado da aplicação da nanotecnologia é a redução do risco para o doente e o aumento da probabilidade da sua sobrevivência. Os cientistas estão a desenvolver novos métodos terapêuticos utilizando nanopartículas recentemente descobertas que possuem novas propriedades para utilização na ciência médica. As nanopartículas são pequenas em tamanho e contêm compostos medicinais. A superfície das nanopartículas permite-lhes conter cadeias de ADN, ARN, péptidos e anticorpos. Os cientistas estão a desenvolver novos métodos terapêuticos utilizando nanopartículas recentemente descobertas que possuem novas propriedades para utilização na ciência médica.

Estes aditivos conferem à nanopartícula mais funcionalidade, para melhorar o efeito terapêutico, ou ajudam a orientar a nanopartícula numa direção específica. Como resultado, as nanopartículas combinadas portadoras de fármacos facilitam a possibilidade de tratamento multimodal e de um melhor diagnóstico.

A propriedade de absorção de energia das nanopartículas permite-lhes melhorar as aplicações terapêuticas e evitar a rutura dos tecidos do corpo do doente. A investigação sobre a eficácia das nanopartículas no domínio da oncologia está atualmente a progredir rapidamente e inclui vários tópicos importantes, como o desenvolvimento de nanopartículas, ingredientes farmacêuticos activos, o desenvolvimento de cargas imunológicas e revestimentos de superfície, terapia mediada por nanopartículas, radioterapia, quimioterapia e terapias autónomas.

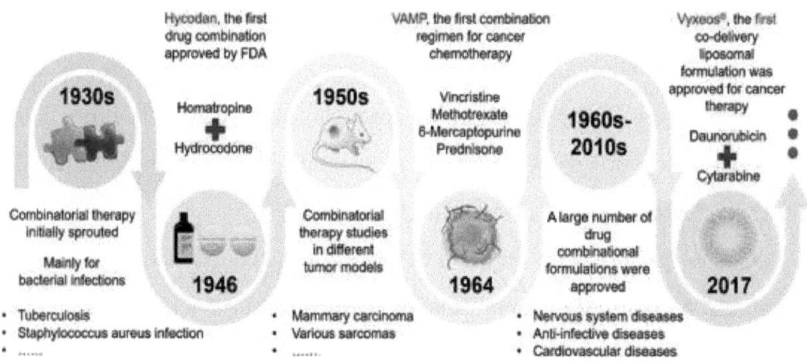

Figura 50. Terapia combinada mediada por nanopartículas multifuncionais

Medicamentos

A principal aplicação da nanotecnologia em oncologia é a administração de medicamentos. Muitos estudos demonstraram que a nanotecnologia pode conceber com êxito múltiplos sistemas que melhoram a administração de medicamentos e reduzem os efeitos secundários. A nanotecnologia limita os efeitos secundários dos medicamentos e aumenta as hipóteses de sobrevivência dos doentes. Além disso, a nanotecnologia permite que os métodos de quimioterapia sejam mais selectivos. Porque ajuda a administrar os medicamentos nos tecidos tumorais pretendidos.

Estes métodos incluem o desenvolvimento de transportadores à escala nanométrica que encapsulam e entregam o fármaco ao seu alvo. Existem muitos exemplos destes tipos de sistemas de administração de medicamentos. Um dos métodos mais recentes foi utilizado para aumentar a eficácia dos medicamentos de quimioterapia no tratamento do cancro do cólon. Os resultados de ensaios clínicos realizados por investigadores americanos mostram que o sistema de administração de medicamentos baseado em nanopartículas pode ajudar a aumentar a taxa de sobrevivência dos doentes com cancro do cólon, que é o terceiro cancro mais comum no mundo.

Este sistema de administração de medicamentos ajuda a administrar os medicamentos de quimioterapia diretamente nos órgãos do doente. Estudos em animais mostraram que este sistema é eficaz na administração de capecitabina às células doentes, sem prejudicar as células saudáveis.

Isto reduziu os efeitos secundários relacionados com a toxicidade e aumentou a eficácia do medicamento na redução da atividade tumoral. Existem muitos exemplos destes tipos de sistemas de administração de medicamentos. Um dos métodos mais recentes tem sido utilizado para aumentar a eficácia dos medicamentos de quimioterapia no tratamento do cancro do cólon.

Investigações recentes demonstraram a eficácia dos nanoportadores no fornecimento de medicamentos alternativos e à base de plantas. Cientistas da Universidade da Flórida Central (UCF) desenvolveram uma nova terapia orientada para o cancro da mama triplo-negativo (TNBC) que utiliza nanotransportadores para administrar o ácido de gamboge a alvos específicos. Estudos demonstraram que este novo método tem sido eficaz para aumentar o efeito anti-cancerígeno do ácido de gamboge e limitar os danos nos tecidos saudáveis.

Consequentemente, a utilização do ácido de gamboge pode surgir como uma opção de tratamento mais eficaz para o tratamento do cancro da mama triplo negativo.

Reforçar a imunoterapia com nanotecnologia

Outro campo encorajador da nanotecnologia no domínio da oncologia é a sua utilização no reforço da imunoterapia. Embora a imunoterapia tenha sido reconhecida anteriormente como uma opção de tratamento interessante e muito eficaz para vários tipos de cancro, o número de doentes que respondem positivamente à imunoterapia é reduzido, e apenas cerca de 15% dos doentes respondem positivamente à mesma.

Este facto está relacionado com múltiplos mecanismos de evasão imunitária dos tumores. Para ajudar a aumentar a eficácia do sistema imunitário contra o cancro, a nanotecnologia está a ser utilizada para gerir o controlo do sistema imunitário.

A investigação recente demonstrou que as nanopartículas e os biomateriais permitem aos cientistas controlar a administração e a localização dos compostos imunomoduladores, produzindo respostas que não podem ser melhoradas através da administração dos mesmos

compostos numa solução. A imunoterapia para o tratamento do cancro utiliza o sistema imunitário para combater o cancro e passou da fase laboratorial para a fase clínica.
No entanto, apesar dos excelentes resultados do tratamento de alguns cancros, a utilização regular de métodos de imunoterapia contra o cancro apresenta grandes limitações. Os investigadores da Universidade Johannes Gutenberg, na Alemanha, apresentaram relatórios inovadores e novas estratégias que combinam com êxito a nanotecnologia e a imunoterapia contra o cancro. Também fornecem informações sobre a forma como as terapias baseadas em nanopartículas podem ser utilizadas para melhorar a resposta ao tratamento, reduzir a toxicidade indesejada e ultrapassar os efeitos adversos.

Nano tecnologia e radioterapia

A radioterapia é efectuada em cerca de metade dos doentes com cancro em algumas fases do tratamento. A radioterapia é eficaz na redução do tamanho dos tumores, expondo o doente a radiações de alta energia.
No entanto, a radiação também pode danificar as células saudáveis. Os cientistas têm vindo a trabalhar no sentido de melhorar o efeito da radioterapia, bem como de desenvolver novos feixes electromagnéticos. A combinação de nanotecnologia e radioterapia pode ter resultados mais eficazes do que a radioterapia isolada.
Investigadores da Universidade de Ciência e Tecnologia de Huazhong (HUST), na China, investigaram os mecanismos de resistência à radiação, incluindo factores intrínsecos das células tumorais, bem como o microambiente tumoral.
Investigaram os radiossensibilizadores baseados na nanotecnologia para o tratamento do glioblastoma (GBM) e discutiram os desafios neste domínio. Apresentaram uma visão para o futuro dos nanossensibilizadores

de rádio. Estes dados mostram que a nanotecnologia tem potencial para enfrentar muitos desafios clínicos e que os nanomateriais de base biológica podem tornar-se a próxima geração de sensibilizadores de radiação para o tratamento do glioblastoma.

Os dados mostram que a nanotecnologia tem potencial para enfrentar muitos desafios clínicos e que os nanomateriais de base biológica podem tornar-se a próxima geração de sensibilizadores de radiação para o tratamento do glioblastoma. Os investigadores do Dublin College of Education utilizaram nanopartículas de ouro para estimular a resposta imunitária em ratos. Nesta investigação, investigaram os métodos através dos quais as nanopartículas de ouro podem afetar todos os tipos de células. Investigadores da Universidade de Utrecht, nos Países Baixos, desenvolveram um sistema de administração de medicamentos baseado em nanopartículas que pode administrar medicamentos para doenças como o cancro diretamente nas células-alvo. Esperam que, no futuro, este método possa ter aplicações na medicina regenerativa.

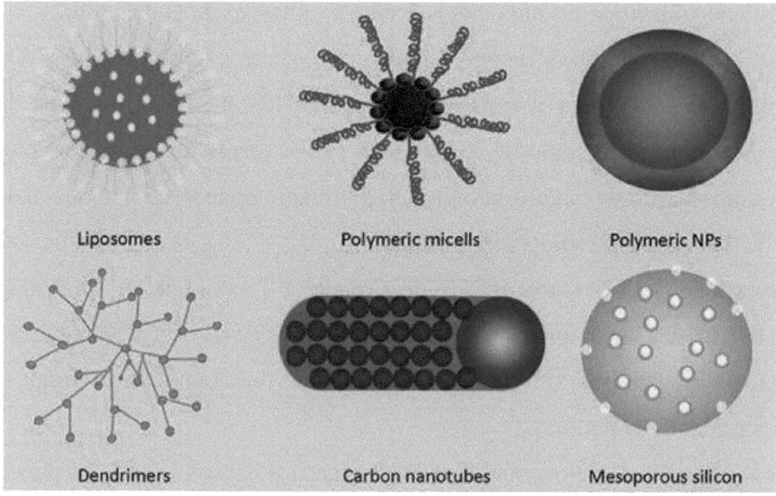

Figura 51. Fronteiras de aplicação da nanodispensação de fármacos

Quimioterapia com a ajuda de nanopartículas

A nanotecnologia é utilizada no tratamento do cancro para melhorar a administração de fármacos e reduzir a toxicidade da quimioterapia através da seleção e administração selectiva destes fármacos anticancerígenos aos tecidos tumorais. A vantagem deste método é o facto de poder aumentar o índice global de tratamento mediado por fármacos através de nanopartículas nas quais o tratamento químico é encapsulado.

Esta capacidade deve-se, em grande parte, ao tamanho ajustável e às propriedades de superfície das nanopartículas. O tamanho é um fator importante na administração de terapias baseadas em nanotecnologia aos tecidos tumorais. A administração selectiva de uma terapia assistida por nanopartículas depende principalmente da permeabilidade dos tumores.

O tempo ou o local de libertação do fármaco podem ser controlados através da verificação de factores como o pH, o calor ou a combinação de ingredientes. Muitos grupos de investigação estão atualmente a trabalhar no desenvolvimento de plataformas de libertação de medicamentos baseadas em nanomateriais que reduzam a toxicidade dos medicamentos de quimioterapia e aumentem a sua eficácia global.

Os investigadores do Centro de Nanoterapia da Universidade de Washington estão a desenvolver uma estratégia que elimina a toxicidade dos regimes de quimioterapia que atualmente limitam a eficácia do tratamento de doentes com mieloma múltiplo. Esta estratégia foi concebida para ser utilizada na medula óssea, que é normalmente inacessível a fontes de radiação externas. Investigadores do MIT e do Brigham Women's Hospital demonstraram, num estudo conjunto, que as nanopartículas podem armazenar fármacos e administrá-los às células cancerígenas da próstata.

Quando as células absorvem as nanopartículas, o fármaco difunde-se no seu interior e transforma-se na sua forma ativa. Esta investigação mostra que as nanopartículas que transportam os fármacos destroem as células cancerígenas de forma mais eficaz do que a utilização de fármacos isolados.

A investigação da Universidade Jiao tong de Xangai (SJTU) demonstrou que a administração de fármacos específicos com a ajuda de nanopartículas pode reduzir o tamanho do tumor e realizar quimioterapia de forma eficaz numa experiência realizada em ratos durante 9 dias.

Limitações do tratamento com nanopartículas

As investigações mostram que a utilização de nanopartículas no tratamento do cancro será muito promissora no futuro, mas há alguns pontos que devem ser tidos em conta. A capacidade de penetração das nanopartículas deve ser reforçada, para que penetrem profundamente nas células e a administração do fármaco seja eficaz. Uma vez que as nanopartículas são carregadas e modificadas com vários factores, a complexidade do fabrico e a produção à escala desejada são obstáculos que dificultam a sua utilização em centros médicos.

Para resolver estes problemas, têm sido feitos muitos esforços para descobrir um método forte, simples e económico, que permita fabricar nanopartículas multifuncionais que possam ser utilizadas em centros médicos.

A biossegurança é a questão mais importante para os doentes. Apesar disso, as substâncias orgânicas ou inorgânicas introduzidas para carregamento em nanopartículas podem provocar toxicidade no organismo a longo prazo. Por conseguinte, devem ser utilizados transportadores naturais, como proteínas, ácidos e agentes não tóxicos, para conceber nanopartículas.

Além disso, a utilização de múltiplos métodos para avaliar a toxicidade das nanopartículas terapêuticas pode garantir a biossegurança na sua aplicação. Embora a aplicação de nanopartículas esteja associada a limitações, mas devido ao facto de o tratamento com a ajuda de nanopartículas poder destruir significativamente o tumor e de a atenção dos investigadores ter aumentado neste domínio, podemos ter a certeza de que as nanopartículas serão utilizadas nos próximos anos. são cada vez mais utilizadas nos centros médicos?

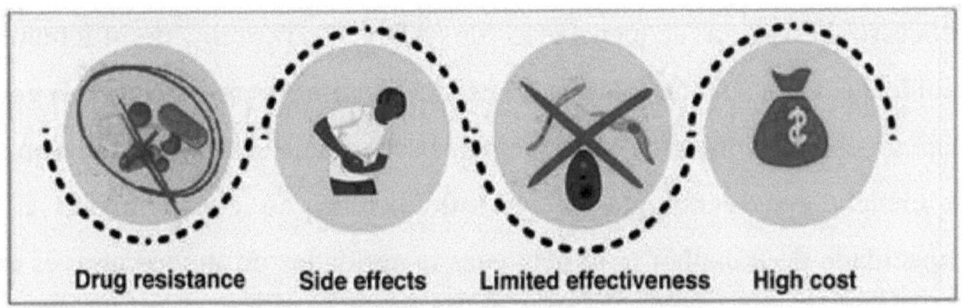

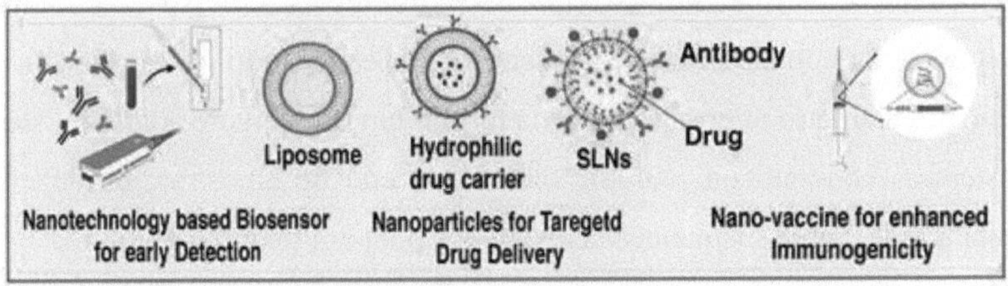

Figura 52. Nanopartículas para diagnóstico e tratamento de doenças infecciosas

Sistemas de laboratório num chip

Um dos primeiros conceitos que vem à mente quando se ouve o nome nanotecnologia é a miniaturização na construção e conceção de sistemas. Os sistemas Lab-on-a-chip (LOC) estão entre os produtos miniaturizados baseados na abordagem nanotecnológica que a humanidade conseguiu conceber até à data.

Estes sistemas são dispositivos de dimensões muito reduzidas, mas com uma eficácia laboratorial de alguns metros e algumas pessoas de potência humana, que são fabricados através da junção de componentes nanométricos.

Os sistemas Lab-on-a-chip são capazes de realizar múltiplos processos laboratoriais em amostras utilizando uma quantidade muito pequena de amostra num pequeno chip. A tecnologia de sistemas numa pastilha promete muitos avanços na medicina de diagnóstico porque permite processos como a sequenciação de ADN, o rastreio de diferentes moléculas e até a síntese de materiais. As tecnologias microfluídicas e os nanossensores constituem as principais bases do sistema Lab-on-a-chip.

A ciência e a tecnologia da microfluídica são o conhecimento e a capacidade de trabalhar com pequenas quantidades de fluidos através de canais micrométricos, em que cada canal contém uma pequena quantidade de fluido e permite efetuar processos diferentes e separados. Estes sistemas são constituídos por pequenos chips e neles são instalados tubos com um diâmetro micrométrico para formar um fluxo microfluídico. Estes sistemas requerem um volume muito pequeno de amostras, produzem quantidades muito pequenas de resíduos e poupam tempo e dinheiro.

Métodos de imagiologia médica

Em muitos casos, o objetivo da imagiologia médica é diagnosticar a doença em fases precoces e não avançadas, para aumentar o sucesso do tratamento. Outro objetivo da imagiologia é verificar a evolução da doença ou a eficácia do tratamento para a limitar. Por exemplo, se, algum tempo após o início do tratamento do cancro do pulmão, se observar na imagiologia do tórax que o tamanho da massa cancerosa aumentou em comparação com o que existia antes do tratamento, pode concluir-se que o tratamento da doença provavelmente não foi eficaz.

Atualmente, a fim de melhor atingir os objectivos declarados, o desempenho de muitos métodos de imagiologia médica foi melhorado

com a ajuda da nanotecnologia. Um dos desenvolvimentos mais recentes neste domínio é a utilização de moléculas complementares de biomarcadores para diagnosticar com precisão a localização da doença.
Os biomarcadores são moléculas ou uma parte de uma molécula que são um sinal da presença de um tipo específico de célula ou de uma condição específica no organismo. Por exemplo, cada tipo de cancro tem marcadores específicos que as suas células cancerosas produzem. Estes marcadores acumulam-se no local da massa cancerosa e podem também entrar no sangue.

Por exemplo, um marcador chamado CA19-9 aumenta no sangue de uma pessoa que tem cancro do pâncreas. Assim, ao medir a quantidade deste marcador no sangue das pessoas, esta doença pode ser monitorizada. Entre outros avanços na imagiologia de diagnóstico está a melhoria do contraste das imagens obtidas a partir do dispositivo de diagnóstico utilizando nanomateriais.

O contraste da imagem significa a diferença na intensidade da cor em pontos adjacentes da imagem, e o seu aumento leva a uma melhor separação dos componentes da imagem entre si. Por exemplo, nas radiografias do tórax, as partes que contêm ar são vistas a preto devido à menor absorção de raios na imagem. Enquanto os tecidos ósseos das costelas são vistos a branco na imagem devido à absorção de mais ondas.
A utilização de nanomateriais que são absorvidos pelos tecidos doentes aumenta o contraste da imagem entre o tecido saudável e as lesões doentes. Por exemplo, as nanopartículas de perfluorocarbono são utilizadas como intensificadores de contraste de imagem em imagiologia nuclear e por ressonância magnética, bem como em imagiologia de vasos sanguíneos.

Além disso, as nanopartículas de silício e os fulerenos, cujo espaço interior é preenchido com nanopartículas mais pequenas, bem como as nanopartículas magnéticas, são utilizados para melhorar o contraste e a qualidade da imagem na RMN. Na radiografia de raios X, grandes quantidades de átomos pesados têm de ser introduzidas no tecido como agente de contraste, sendo depois efectuada a imagiologia. Estes materiais devem incluir átomos pesados, estáveis, económicos, não tóxicos e seguros. As nanopartículas são mais eficazes na melhoria da qualidade da imagem devido à maior densidade de átomos de superfície, mas o principal problema destas nanopartículas é a sua baixa estabilidade.

É claro que existem algumas nanopartículas pesadas e estáveis, como o ouro e a prata, mas se as quisermos utilizar, o custo da imagiologia aumentará e não será económico. A solução proposta é utilizar uma cápsula de nanopartículas pesadas com um invólucro de ouro que tenha todas as caraterísticas que pretendemos. Por outro lado, com este método, é possível colocar anticorpos específicos que se ligam aos antigénios do tecido desejado na superfície destas nanoestruturas, de modo a que, ao acumularem-se no local desejado, criem uma imagem de melhor qualidade dessa área.

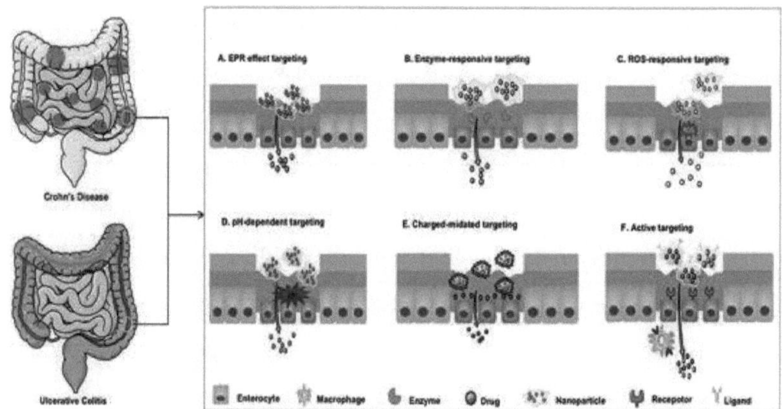

Figura 53. Sistemas de administração para o tratamento da DII

A nanotecnologia no tratamento de doenças

Ao melhorar a qualidade dos métodos laboratoriais e de diagnóstico por imagem, a nanotecnologia pode abrir novas portas para o diagnóstico precoce de doenças incuráveis, como o cancro, e para um melhor tratamento desses doentes.

1- Libertação direcionada de fármacos: Uma pessoa com sintomas de anorexia e perda de peso indesejada foi submetida a quimioterapia há três meses com o diagnóstico de cancro do cólon. Durante o processo de tratamento, as análises ao sangue do doente revelam que o número de glóbulos brancos e vermelhos diminuiu em relação aos valores normais. Por outro lado, o doente tem problemas digestivos e queda de cabelo. Estes casos estão entre os efeitos secundários mais evidentes dos medicamentos de quimioterapia, que são causados pela destruição de células saudáveis do corpo por estes medicamentos. Entretanto, estão a ser estudados e explorados diferentes métodos de tratamento com o objetivo de reduzir esses efeitos secundários. Entre estes métodos, a utilização da nanobiotecnologia e os métodos que esta proporciona para a conceção e síntese de nanomedicamentos eficazes conduziram a resultados promissores.

2- Vias de administração de medicamentos: Um dos conceitos mais importantes na administração de fármacos é a via de administração, que pode ser utilizada localmente ou sistemicamente com base no tipo de doença e no tipo de fármaco. Os fármacos locais, incluindo as pomadas para a pele, são utilizados apenas no local da doença. Estes medicamentos têm menos efeito nas células saudáveis de outras partes do corpo. Enquanto os medicamentos sistémicos, como os medicamentos injectáveis e orais, se espalham no sangue e podem ser eficazes em todo o corpo.

No exemplo da quimioterapia acima referido, os medicamentos injectáveis são distribuídos por todo o corpo. Como resultado, uma grande parte do medicamento afecta os tecidos saudáveis em vez do tecido canceroso, o que reduz a eficácia do tratamento. Por outro lado, devido ao efeito sobre os tecidos saudáveis e à sua destruição, os efeitos secundários do medicamento aumentam. O ponto importante na eficácia de todos estes fármacos é atingir uma concentração do fármaco num intervalo que possa ter eficácia suficiente no tecido-alvo, o que se designa por janela terapêutica.

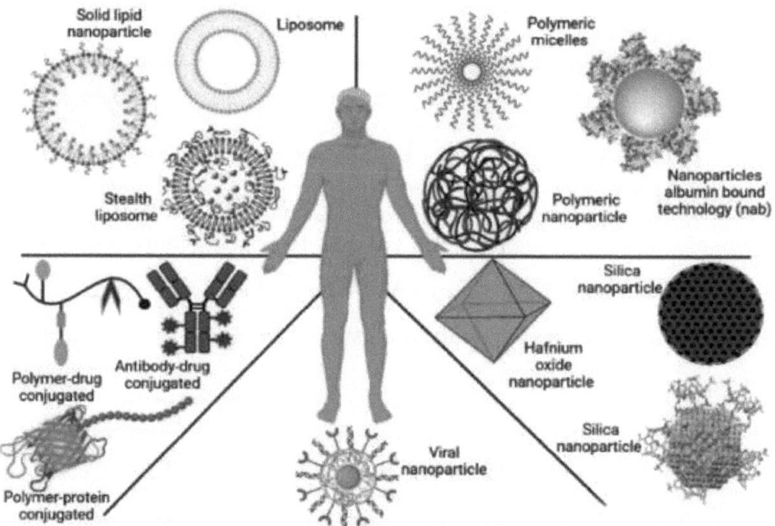

Figura 54. Avanços recentes na aplicação de nanopartículas

Se a concentração do fármaco no tecido-alvo for inferior a este intervalo, não será suficientemente eficaz e a doença não será tratada, mas se a concentração do fármaco for superior a este intervalo, os efeitos tóxicos e destrutivos prevalecerão sobre os efeitos terapêuticos. Com base nisto, compreendemos porque é que cada medicamento deve ser tomado numa determinada quantidade e num determinado número de vezes por dia, de modo a curar a doença. Com base nos conteúdos acima referidos, os objectivos da administração de medicamentos incluem, resumidamente, os seguintes:

- ✓ Aumentar os efeitos terapêuticos do medicamento.
- ✓ Redução dos efeitos secundários indesejáveis dos medicamentos.
- ✓ Libertação exacta do fármaco no tecido-alvo e redução do efeito do fármaco nos tecidos saudáveis.

Por outro lado, existem problemas no domínio da utilização de medicamentos, como a baixa absorção de alguns fármacos pelo sangue, a insolubilidade de alguns fármacos no sangue e a baixa biodisponibilidade de alguns fármacos. Para atingir estes objectivos e resolver os problemas levantados, foram envidados esforços consideráveis, um dos quais é a aplicação da nanotecnologia e da nanobiotecnologia na administração de medicamentos, que é conhecida como administração de nanomedicamentos.

Tendo em conta que, nestes métodos de administração de fármacos, o fármaco atinge normalmente os tecidos-alvo de uma forma orientada e selectiva, estes métodos são também designados por administração orientada de fármacos. A nanodistribuição de fármacos envolve geralmente a distribuição controlada e precisa de fármacos no tecido-alvo com a ajuda de transportadores nanométricos. Os fármacos podem ser colocados no interior da estrutura ou à superfície dos nanoportadores e libertados no tecido-alvo com uma concentração terapêutica adequada. Este método aumenta a eficácia e reduz a toxicidade e os efeitos secundários dos medicamentos.

Tipos de nanotransportadores na administração de medicamentos específicos

1- Lipossoma: Os lipossomas são vesículas constituídas por duas ou mais camadas de fosfolípidos que rodeiam o espaço aquoso central. A espessura da bicamada de fosfolípidos é de cerca de 3 a 6 nm, e o diâmetro dos lipossomas compostos por estes pode ser de 50 nm a 50 micrómetros. As unidades constituintes dos lipossomas são moléculas anfifílicas. Isto significa que têm uma cabeça polar que contém um grupo funcional fosfato com propriedades hidrofílicas e uma cauda não polar com propriedades hidrofóbicas. A semelhança estrutural dos lipossomas com a membrana celular reside no facto de ambos serem compostos por unidades anfifílicas de fosfolípidos. Entre as diferenças entre estas duas estruturas, podemos mencionar a existência de proteínas especiais na membrana celular para a difusão e transferência de materiais dentro ou fora da célula. Devido à sua estrutura anfifílica, os lipossomas têm a possibilidade de carregar e transportar fármacos hidrofílicos, hidrofóbicos ou anfifílicos.

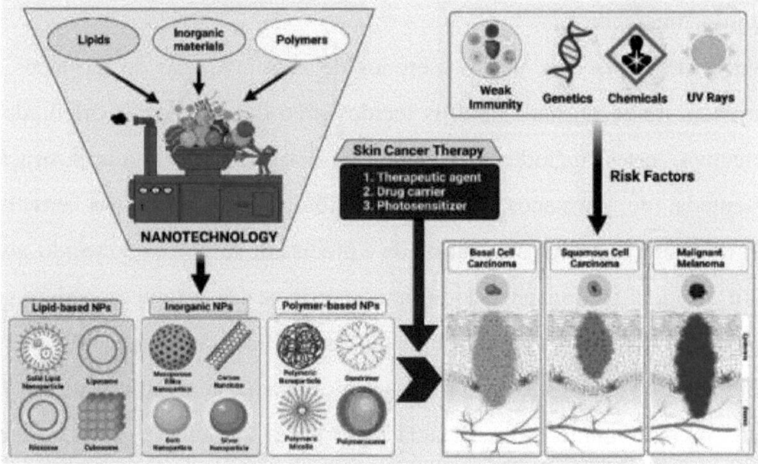

Figura 55. Avanços nas abordagens de tratamento à base de nanopartículas

2- Micelas: As micelas são o resultado da acumulação de moléculas da bicamada de fosfolípidos numa única camada. Se as cabeças hidrofílicas forem colocadas na periferia e as caudas polares forem colocadas no centro da estrutura, forma-se uma micela normal. Por outro lado, se as cabeças hidrofílicas forem colocadas em direção ao centro e as caudas polares em direção à periferia da estrutura, a estrutura resultante é designada por micela inversa. As micelas formam-se numa determinada concentração de moléculas anfifílicas.

3- Nanopartículas lipídicas sólidas: Estas nanopartículas consistem em partículas lipídicas sólidas que se encontram dispersas em meio aquoso e estabilizadas por agentes activos de superfície. Estas nanopartículas são utilizadas para a administração de fármacos direcionados. Desta forma, o fármaco é adicionado à sua composição ao mesmo tempo que o processo de síntese das nanopartículas, sendo criados transportadores com um núcleo ou invólucro rico em fármaco. Depois de entrarem no corpo, estes nanotransportadores enfrentam diferentes enzimas, incluindo a lipase. A lipase pode decompor gradualmente a estrutura lipídica destes nanotransportadores. A velocidade deste processo depende de factores como o tipo de lípido e o seu tamanho. Até à data, com a ajuda destes nanotransportadores, foi realizada uma investigação aprofundada sobre o fabrico de medicamentos tópicos, injectáveis e orais, tendo sido feitos muitos progressos.

4- Nanopartículas magnéticas: As nanopartículas magnéticas apresentam-se sob a forma de nanopartículas individuais ou agregados de nanopartículas e são frequentemente constituídas por compostos de ferro, níquel ou cobalto, sendo utilizadas como nanoportadores na administração de medicamentos. Estas nanopartículas têm frequentemente propriedades superparamagnéticas, ferromagnéticas ou ferromagnéticas. A caraterística mais importante dos nanotransportadores magnéticos é a possibilidade de os controlar a partir do exterior do corpo através da aplicação de um campo magnético externo. Desta forma, o medicamento pode ser direcionado exatamente para o local da doença através da aplicação de um campo magnético a partir do exterior do corpo. Este tipo de administração orientada de medicamentos é designado por orientação magnética de medicamentos.

5- Em forma de árvore: Os dendrímeros ou dendrímeros são moléculas ramificadas de dimensão zero em nanodimensões, que consistem num núcleo central, do qual se ramificam, passo a passo, ramos laterais repetidos, semelhantes aos ramos de uma árvore. Os arbores podem fixar diferentes moléculas de acordo com o seu tamanho, propriedades de superfície e grupos funcionais na superfície dos ramos e impedir a destruição das moléculas por factores externos. Podem também libertar moléculas a eles ligadas em determinadas condições ambientais. Estas caraterísticas tornaram possível a utilização de árvores como nanotransportadores para a administração de medicamentos específicos. Em geral, os fármacos podem ser fixados à árvore de duas formas.

- ✓ O primeiro método é o confinamento físico do fármaco no interior da árvore. Deste modo, o fármaco é ligado ao fármaco por interações não covalentes, como forças hidrofóbicas, ligações de hidrogénio ou forças electrostáticas. Por exemplo, a ligação do fármaco hidrofóbico ao núcleo lenhoso é um tipo de confinamento físico do fármaco.
- ✓ O segundo método consiste na ligação química do fármaco aos grupos funcionais da superfície em forma de árvore. Algumas destas ligações químicas são sensíveis a alterações de pH. Por exemplo, um fármaco que se liga a uma árvore a um pH sanguíneo normal. Depois de entrar em torno da massa cancerosa, que tem condições ácidas, liberta o medicamento nesse local devido à alteração do pH.

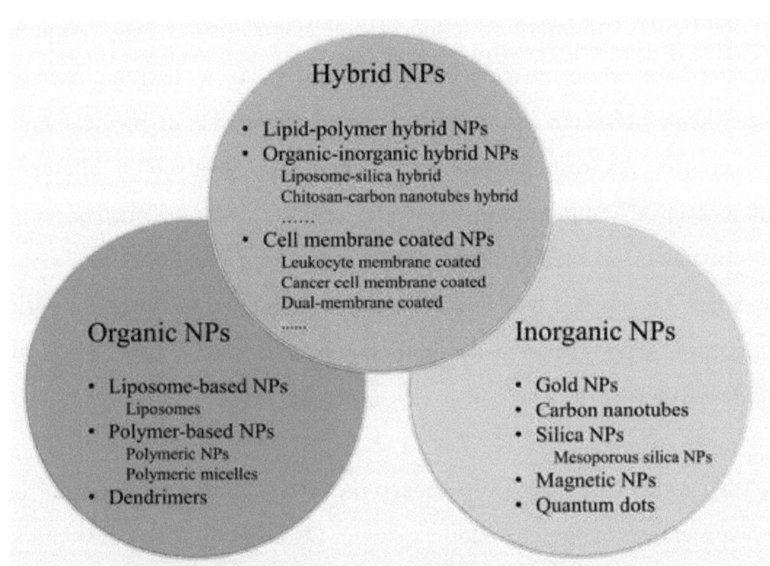

Figura 56. Administração de medicamentos à base de nanopartículas na terapia do cancro

6- Nanotubos: Todos os tipos de nanotubos, especialmente os nanotubos de carbono e os nanotubos de dióxido de titânio, provaram a sua capacidade como nanotransportadores na administração de nanomedicamentos. Os nanotubos de carbono têm propriedades únicas como nanotransportadores de fármacos, incluindo a fácil remoção pelas células-alvo e a possibilidade de carregar grandes quantidades de fármacos no interior do nanotubo. Além disso, a possibilidade de funcionalizar a superfície dos nanotubos de carbono através da formação de uma ligação covalente torna possível estabilizar uma variedade de biomoléculas e fármacos na sua superfície.

7- Polímeros: Os polímeros são utilizados como nanotransportadores para a administração de fármacos específicos devido à sua grande diversidade e à capacidade de se ligarem a diferentes moléculas sob a forma de nanopartículas poliméricas, nanoesferas, nanocápsulas, etc. Algumas nanopartículas têm a capacidade de atravessar a barreira hemato-encefálica e oferecem a possibilidade de administração de medicamentos no cérebro. As resinas inteligentes, que são sensíveis a alterações ambientais de temperatura, humidade, pH, etc., são adequadas para a administração de medicamentos em tecidos com condições ambientais especiais. Os bespars também têm a possibilidade de se ligarem a vários anticorpos e antigénios e de administrarem fármacos específicos aos tecidos-alvo.

8- Virosoma: Um vírus é um pedaço de ácido nucleico rodeado por um revestimento proteico chamado capsídeo. Os vírus não são considerados biologicamente vivos e constituem a fronteira entre o mundo vivo e o mundo não vivo. O seu diâmetro varia de cerca de 20 a 450 nm. Os vírus não possuem as enzimas necessárias para o seu crescimento. Por conseguinte, para se reproduzirem, têm de se ligar a células vivas e entrar nelas, a fim de utilizarem as suas instalações para a sua reprodução.

Por conseguinte, foi proposta a ideia de utilizar vírus como nanotransportadores de fármacos. Neste processo, o fármaco é carregado no vírus e, ao mesmo tempo que o vírus se liga à célula-alvo, o fármaco também entra na célula. Estes nanotransportadores virais são designados virosomas. O processo de introdução do fármaco no vírus consiste em que, em primeiro lugar, o capsídeo do vírus perde a sua estrutura e o ácido nucleico viral é libertado.

O fármaco entra simultaneamente e o capsídeo recupera a sua disposição estrutural. Considerando que o revestimento exterior dos vírus é constituído por proteínas do capsídeo, a superfície do capsídeo pode ser funcionalizada com moléculas específicas (ligandos) e depois dirigida para um tecido específico do corpo.

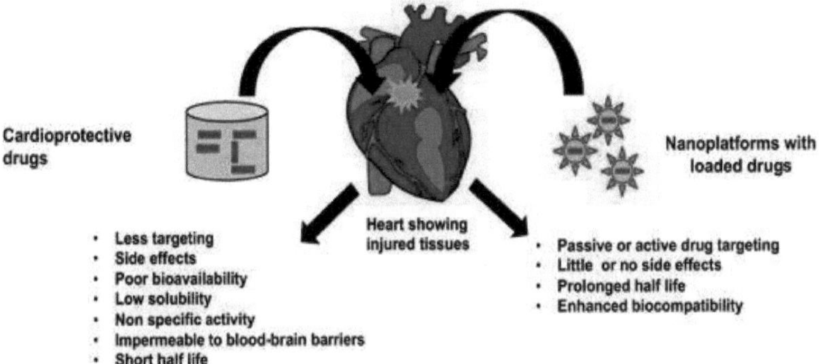

Figura 57. Administração de medicamentos mediada por nanopartículas

Tipos de administração de medicamentos direcionados

Como já foi referido, os nanotransportadores são utilizados na administração de nanomedicamentos para administrar o medicamento no local exato da doença, com o objetivo de aumentar a eficácia e reduzir os efeitos secundários indesejáveis do medicamento. Estes nanotransportadores podem geralmente chegar às células-alvo de duas formas, conhecidas como administração ativa e passiva de medicamentos.

1- Libertação ativa de fármacos: significa frequentemente a ligação de moléculas com uma estrutura específica à superfície do veículo do fármaco e a sua entrada no corpo e, consequentemente, a ligação às células-alvo. As células-alvo têm moléculas na sua superfície que são estruturalmente complementares às moléculas na superfície do nanotransportador. Neste caso, as moléculas à superfície do nanotransportador e as moléculas à superfície da célula-alvo estão ligadas entre si como uma fechadura e uma chave e actuam exclusivamente.

2- Libertação passiva do fármaco: significa uma maior acumulação do fármaco no tecido-alvo devido às caraterísticas específicas do tecido-alvo. Considere-se uma massa cancerosa. Esta massa contém muitas células cancerosas que necessitam de mais irrigação sanguínea para a sua nutrição devido à sua elevada proliferação. Por conseguinte, formam-se mais vasos sanguíneos no local da massa cancerosa. Estes vasos sanguíneos, ao contrário dos vasos sanguíneos dos tecidos saudáveis, têm uma parede relativamente perfurada no local da massa, o que faz com que o material mais pequeno do que as aberturas saia do vaso. As células cancerosas, com o seu crescimento descontrolado, também atacam os vasos linfáticos e bloqueiam a sua saída.

Isto faz com que cada vez mais materiais se acumulem no local da pilha e impede a sua saída. Por outro lado, devido ao elevado metabolismo das células cancerígenas, é produzido mais calor no local do tecido de massa e a temperatura neste local é ligeiramente superior à dos tecidos circundantes.

O metabolismo mais elevado das células cancerosas também aumenta a produção de ácido lático no ambiente tecidular. Por conseguinte, o pH do tecido canceroso é mais baixo do que o dos tecidos saudáveis. Estas caraterísticas específicas do tecido canceroso, através da libertação do fármaco do nanoportador, são sensíveis a uma temperatura corporal mais elevada e a um ambiente ácido e, também, através do aumento da entrada do fármaco no tecido e da diminuição da sua saída, provocam uma maior acumulação do nanomedicamento em torno das células cancerosas, aumentando assim a eficácia do fármaco e reduzindo as complicações indesejadas.

A nanomedicina no tratamento de doenças, até à data, foram concebidos muitos nanomedicamentos, a maioria dos quais ainda se encontra na fase de investigação e de patente. Alguns deles já passaram por estas etapas e, depois de receberem as aprovações necessárias, chegaram à fase de produção e utilização clínica.

O relatório da Food and Drug Administration (FDA) dos Estados Unidos da América, com uma análise de cerca de 350 nanomedicamentos que foram aprovados por esta organização até 2016, mostra que, em termos de utilização terapêutica, os nanomedicamentos são mais utilizados no tratamento do cancro, da inflamação, da dor e de doenças, respetivamente. Tem sido infecioso.

Além disso, até à data, não existe qualquer relatório sobre o tratamento de doenças comuns como a diabetes, a hipertensão arterial e as doenças cardiovasculares com nanomedicamentos. Em termos do tipo de nanoportador, os lipossomas, os nanocristais, as emulsões, os compostos poliméricos e as micelas têm sido os nanoportadores mais utilizados para os medicamentos, respetivamente. As nanoestruturas, como os nanotubos de carbono, o grafeno e os pontos quânticos, têm sido menos utilizadas em nanomedicamentos. Em termos da via de administração de fármacos mencionada, a maioria destes nanomedicamentos é prescrita através de injeção intravenosa e depois por via oral, ocular e outros métodos locais, respetivamente.

A análise do tamanho das nanopartículas utilizadas nestes nanomedicamentos mostra que, na sua maioria, foram utilizadas partículas mais pequenas do que 300 nm e, num pequeno número de medicamentos, partículas de 1000-300 nm como nanoportadores.

Relativamente ao tamanho habitual das partículas utilizadas, deve prestar atenção a este ponto importante na síntese de nanomedicamentos. Normalmente, na síntese de nanomedicamentos, as novas propriedades que surgem noutros campos da nanotecnologia em dimensões inferiores a 100 nm não têm grande interesse, exceto em casos especiais como a utilização de pontos quânticos. Por conseguinte, a condição das dimensões de trabalho na gama de 1-100 nm, geralmente definida para a nanotecnologia, não é relevante no caso dos nanomedicamentos. O que interessa nos nanomedicamentos é, em primeiro lugar, a capacidade de transportar uma quantidade suficiente de medicamento, o que aumenta a dimensão do veículo, e, em segundo lugar, o controlo preciso da forma de ligar e posicionar as biomoléculas do nanomedicamento. Este controlo preciso das dimensões moleculares é um dos principais aspectos que definem a nanotecnologia, que confere propriedades terapêuticas únicas aos nanomedicamentos e os torna eficazes.

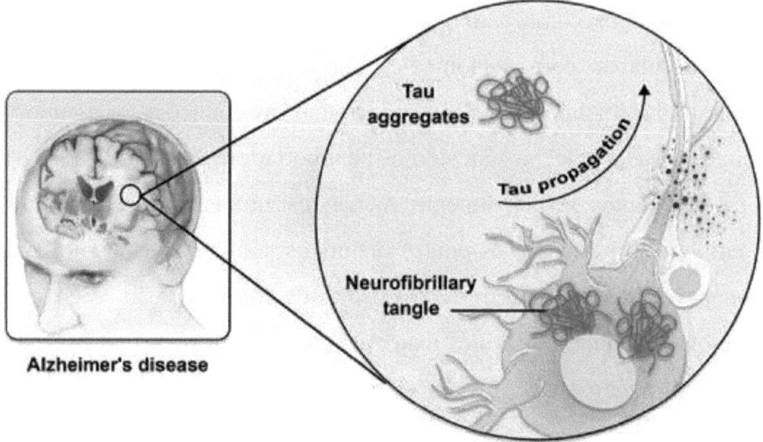

Figura 58. A aplicação da nanotecnologia

Tipos de nanoestruturas utilizadas nas nanovacinas

1- Nano partículas: As nano partículas estão entre as nanoestruturas mais utilizadas na nanobiotecnologia e especialmente nas nanovacinas. As resinas podem formar várias nanoestruturas, como as nanopartículas e os nanogéis, que possuem as caraterísticas necessárias para serem utilizadas no organismo.

Diferentes tipos de nanopartículas, como as nanopartículas e o poliestireno, têm sido utilizados no fabrico de nanovacinas, entre as quais

as nanopartículas PLG e PLGA têm atraído a atenção dos investigadores devido à sua elevada biocompatibilidade e biodegradabilidade. Estas nanopartículas mantêm os antigénios no seu interior e transportam-nos para as células-alvo e, em comparação com os métodos habituais, libertam os antigénios durante um período de tempo mais longo devido à sua baixa taxa de degradação.
Cada uma destas nanopartículas tem caraterísticas especiais na transferência de antigénios. Por exemplo, as nanopartículas de g-PGA têm uma cabeça hidrofílica e uma cauda hidrofóbica e podem formar micelas auto-organizadas à escala nanométrica. O espaço no interior destas micelas é hidrofóbico. Por conseguinte, são adequadas para a transferência de antigénios hidrofóbicos. Por outro lado, as nanopartículas de poliestireno podem transferir vários antigénios. Porque a superfície destas nanopartículas pode ser funcionalizada com diferentes moléculas.

2- Nanoestruturas inorgânicas: Foram estudadas várias nanoestruturas inorgânicas para a administração de antigénios. Embora a maioria destas nanoestruturas não seja biodegradável. O seu ponto positivo em relação a outras nanoestruturas é a possibilidade da sua síntese em formas e tamanhos diferentes e controlados. As nanopartículas de ouro são uma das nanopartículas que têm muitas aplicações neste domínio. Uma das vantagens destas nanopartículas, para além da possibilidade de síntese controlada, é a possibilidade de as funcionalizar com hidratos de carbono.

3- Nanoemulsões: as emulsões são outras nanoestruturas que são utilizadas como substâncias auxiliares nas nanovacinas. As emulsões podem ser água-em-gordura ou gordura-em-água, cada uma das quais é utilizada em condições especiais. Inicialmente, estas nanoestruturas eram consideradas apenas como materiais auxiliares, mas atualmente são também utilizadas em sistemas de administração de antigénios. As nanoemulsões podem transportar antigénios no seu interior ou simplesmente misturar-se com eles. As diferentes nanopartículas utilizadas nas nanovacinas têm uma gama de tamanhos diferentes, e estes tamanhos diferentes são um dos factores importantes para a utilização específica de nanopartículas para diferentes antigénios.

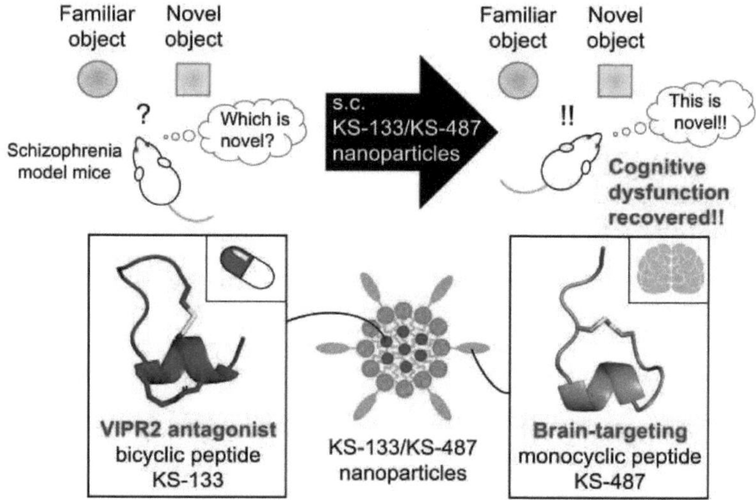

Figura 59. Descoberta de nanopartículas pode ajudar na esquizofrenia

Interação de nanopartículas e antigénio

As nanopartículas são utilizadas nas vacinas de duas formas:

- ✓ No primeiro caso, as nanopartículas actuam como um sistema de entrega de antigénios ao sistema imunitário.
- ✓ No segundo caso, activam vias do sistema imunitário que acabam por melhorar a resposta imunitária ao antigénio.

As nanopartículas, enquanto sistemas de entrega, podem atuar como transportador e agente temporário para proteger o antigénio e libertá-lo no ambiente adequado, ou para manter o antigénio no seu interior até às últimas fases. Assim, a célula imunitária engole a nanopartícula e o antigénio em conjunto.

Uma das fases mais importantes da conceção de uma vacina nanométrica consiste em estabelecer uma relação entre a nanopartícula e o antigénio. No caso em que a nanopartícula é responsável pela entrega do antigénio, este pode ser fixado à superfície da nanopartícula sob a forma de absorção física ou através de uma ligação química, ou a nanopartícula pode acomodá-lo no seu interior.

A adsorção na superfície ocorre através de forças fracas, como a atração entre cargas eléctricas ou interações hidrofílicas ou hidrofóbicas. Neste caso, a libertação do antigénio ocorre mais rapidamente no organismo do que nos outros dois casos. Nos outros dois casos, ligação química ou encapsulamento, a ligação entre a nanopartícula e o antigénio é mais forte e estes componentes são separados quando a célula imunitária os engoliu e digeriu em conjunto, mas quando as nanopartículas apenas melhoram têm uma resposta imunitária, para além dos três casos anteriores, há também um quarto caso, que é a mistura de antigénio e nanopartícula sem a sua ligação.

A investigação realizada neste domínio demonstrou que não é necessário ligar os componentes da vacina nanométrica para aumentar a resposta imunitária e que mesmo a injeção separada destes dois componentes pode produzir os resultados necessários. O campo das aplicações da nanotecnologia no sistema imunitário humano está a expandir-se de dia para dia. Os investigadores estão a tentar regular o nível de atividade do sistema imunitário com a ajuda de nanoestruturas. A obtenção deste conhecimento aumenta a capacidade humana de tratar doenças como o cancro, doenças auto-imunes e inflamações.

Utilização de nanopartículas com medicamentos para tratar doenças intestinais

Investigadores da Universidade do Estado do Iowa afirmam que as nanopartículas farmacêuticas podem melhorar o tratamento de doenças inflamatórias intestinais que afectam a qualidade de vida de milhões de pessoas em todo o mundo.

Embora hoje em dia existam vários tratamentos para este problema, estes tratamentos são normalmente de curta duração e tornam o organismo dos doentes resistente aos medicamentos, fazendo com que a sua doença volte a ter inflamação e sintomas de diarreia, dores de estômago fortes, fezes com sangue e fadiga extrema. Mas o que é que pode ajudar a tratar estas doenças?

Utilização de micelas pequenas e esféricas para tratar doenças intestinais

As micelas são milagres que têm apenas 250 mil milhões de metros de diâmetro. As esferas formam-se quando uma cadeia de moléculas de lípidos é exposta à água, fazendo com que as cabeças hidrofílicas e hidrofílicas das moléculas formem um invólucro exterior e as caudas hidrofóbicas se virem para dentro do invólucro. A conceção inteligente de micelas poderá ser a única cura para doenças intestinais como a doença de Crohn e a colite ulcerosa, afirma Rizia Berdan, professora associada de engenharia química e biológica na Universidade Estatal de Iowa.

Atingir o alvo com nanopartículas terapêuticas

Neste estudo, os investigadores vão utilizar o ácido hialurónico para criar micelas terapêuticas capazes de carregar o fármaco de eleição e, assim, inibir a proteína imunitária denominada STING. Estudos recentes mostram que a ativação desta proteína pode agravar os sintomas das doenças inflamatórias intestinais. Até à data, a Food and Drug

Administration (FDA) dos EUA ainda não aprovou nenhum medicamento que possa inibir a proteína STING.

A falta de aprovação de medicamentos deve-se ao facto de terem sido testados medicamentos que inibem esta proteína, mas como estes medicamentos são rapidamente eliminados do corpo, são difíceis de atingir, dizem os investigadores. Por conseguinte, muitas vezes não atingem a inflamação. O impacto a curto prazo do nosso projeto permite uma formulação micelar segura de um medicamento potente para alívio imediato dos sintomas com doses baixas e efeitos secundários mínimos para manter um ambiente intestinal saudável, afirmam os investigadores.

A longo prazo, os investigadores acreditam que as micelas inibidoras da proteína STING poderão influenciar a conceção de medicamentos para outras doenças associadas ao aumento da STING, como a doença de Parkinson. Além disso, as micelas podem ser disponibilizadas aos doentes sob a forma de comprimidos para uma utilização fácil e conveniente.

O maior desafio da doença inflamatória intestinal é o facto de não existir uma cura definitiva para a mesma e de muitos doentes se tornarem resistentes aos tratamentos existentes, de tal forma que estes deixam de funcionar. De acordo com os investigadores, estas novas nanopartículas, inteligentemente concebidas e direcionadas, poderão ser os agentes de mudança de jogo que os médicos e os doentes procuram.

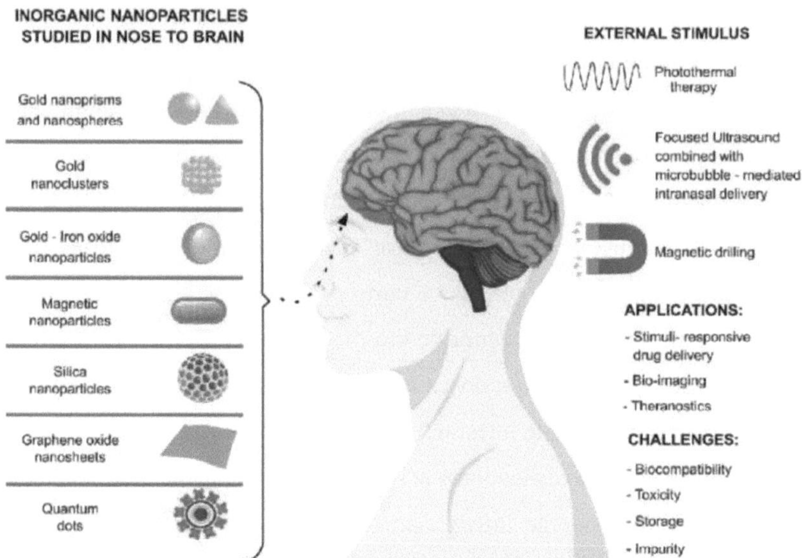

Figura 60. Nanopartículas inorgânicas estudadas para a administração de fármacos

Alterando Modificação de nanopartículas farmacêuticas para aumentar a penetração cutânea

Com a forma, o revestimento e a química da superfície das nanopartículas de ouro, os investigadores britânicos aumentaram o seu poder de penetração na pele e conseguiram controlar a sua penetração na pele. Com este trabalho, podem ser concebidos nano-transportadores de medicamentos mais eficazes. Os investigadores da Universidade de Southampton conseguiram fornecer um método para aumentar a capacidade de penetração das nanopartículas na pele.

Este trabalho pode ser útil para a libertação do fármaco através da pele. Um dos problemas da produção de transportadores de fármacos baseados em nanopartículas é que não há muito controlo sobre a penetração das nanopartículas na pele. Por conseguinte, não é possível estabelecer regras específicas para a libertação do fármaco através da pele.

Para resolver este problema, os investigadores alteraram a carga superficial, a forma e os grupos funcionais das nanopartículas de ouro, de modo a que as nanopartículas possam atravessar a pele.

Antonio Canaras, um dos investigadores deste projeto, afirma: Ao fabricar nanopartículas com diferentes propriedades físicas e químicas e ao testá-las na pele, as nanopartículas com carga positiva podem atravessar a pele de forma duas a seis vezes mais eficaz. Quando estas nanopartículas são cobertas por uma camada de péptidos, a quantidade de penetração aumenta dezenas de vezes.

Além disso, ao alterar a sua forma, as nanopartículas podem ser direcionadas para as partes mais profundas da pele. É muito importante saber quais os factores que aumentam a penetração das nanopartículas. Porque, conhecendo estes indicadores, é possível evitar a penetração na pele de nanopartículas tóxicas, como os cosméticos e os produtos de higiene. Kanaras afirma: Tencionamos utilizar estas descobertas para conceber nanomedicamentos.

Na realização deste projeto, contámos com a ajuda do sector industrial e cooperámos com organizações governamentais. Os resultados desta investigação foram publicados na revista Small.

Nanopartículas contendo anticorpos para libertar o medicamento na superfície da córnea

Investigadores indianos conceberam nanopartículas que contêm um tipo de anticorpo capaz de se ligar à superfície da córnea e libertar o medicamento de forma controlada. Estas nanopartículas foram testadas para o tratamento da queratite ocular em ratos e em seres humanos. Os cientistas desenvolveram uma nanopartícula que pode ser utilizada para administrar medicamentos no olho. Esta nanopartícula aumenta o prazo de validade do fármaco no ambiente ocular e é capaz de controlar a inflamação ocular.

O grupo de investigação do Centro de Biologia Molecular e Celular de Hyderabad, na Índia, demonstrou que o medicamento antifúngico entra no ambiente ocular utilizando estas nanopartículas e reduz a inflamação. Este sistema de medicamentos foi testado em ratos de laboratório e em seres humanos. A ceratite é uma doença ocular em que a córnea é danificada e pode causar problemas de visão.

Estas nanopartículas foram testadas para o tratamento da queratite. Cerca de 30% dos doentes com queratite acabam por ficar cegos. A razão para isso é a protease produzida pelo agente patogénico, que causa danos na córnea do olho. Estas nanopartículas melhoram a entrega do medicamento à córnea e podem aumentar a sua eficácia.

Também é capaz de gerir e curar a inflamação ocular. De acordo com os relatórios dos investigadores, o tratamento da queratite é muito difícil. Porque tanto a infeção como a inflamação têm de ser tratadas. Outro desafio é manter o nível de dosagem adequado do medicamento na superfície da córnea.

Porque as lágrimas dos olhos e o pestanejar fazem com que o medicamento seja lavado da superfície do olho. No novo método, os investigadores utilizaram um tipo de anticorpo que é colocado na superfície das nanopartículas e é capaz de se ligar à córnea. Ao ligar as nanopartículas à superfície da córnea, a sua durabilidade no olho aumenta e a libertação do medicamento é efectuada com maior eficiência.

A protease produzida pelo fungo destrói as nanopartículas gelatinizadas e liberta o fármaco. O mesmo efeito da protease nas nanopartículas pode também reduzir os danos na córnea. Os resultados deste projeto foram publicados sob a forma de um artigo intitulado "Condition responsive nanoparticles for managing infection and inflammation in keratitis" na revista Nanoscale.

Tratamento do cancro através do revestimento de células sanguíneas com nanopartículas medicinais

Os tumores cancerígenos geralmente espalham-se rapidamente pelo corpo e um dos destinos da maioria deles são os pulmões dos seres humanos. Os investigadores desenvolveram um novo método para lidar com estes tumores, que se baseia na ligação de fármacos imunogénicos aos glóbulos vermelhos através da conceção de um nano-revestimento de fármacos.
Os tumores cancerígenos começam normalmente a multiplicar-se e a redistribuir-se noutras partes do corpo depois de se instalarem numa parte do corpo. Para isso, utilizam a circulação sanguínea das pessoas e penetram em diferentes tecidos do corpo. A ampla distribuição destes tumores faz com que a cirurgia para os remover seja por vezes ineficaz.
Por conseguinte, a utilização de um revestimento nano-medicinal para destruir tumores cancerígenos escondidos no pulmão pode impedir que se espalhem e infectem outras partes do corpo. Este novo método é uma alternativa adequada à quimioterapia, que também pode danificar os tecidos sensíveis dos pulmões. Espera-se que, após a conclusão dos testes e investigações sobre este método de tratamento, seja possível a sua utilização generalizada.
Um dos fármacos utilizados nestas nanopartículas é uma proteína chamada CXCL10, que chama a atenção das células imunitárias do corpo para potenciais invasores, como os tumores cancerígenos, e melhora a velocidade e o tempo de tratamento dos mesmos.

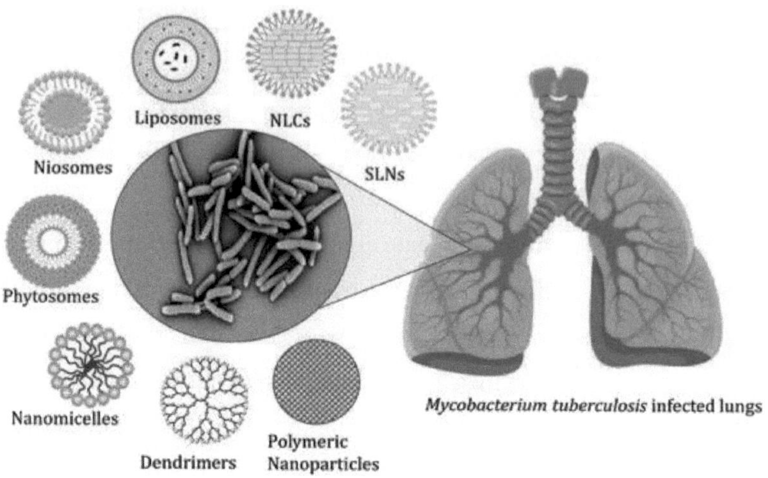

Figura 61. Abordagens baseadas em nanocarreadores

Melhor tratamento do cancro através do ajuste da dose de nanopartículas farmacêuticas

Investigadores da Universidade de Toronto (UToronto) descobriram no seu novo estudo que a injeção de uma dose específica de nanopartículas pode ajudar os medicamentos anticancerígenos a chegar ao tumor. A determinação de uma dose específica de nanopartículas pode ajudar a avançar o diagnóstico e o tratamento do cancro.

Ben Ouyang, o responsável por esta investigação, afirmou: A definição de uma dose específica é uma solução muito simples, mas os seus resultados são muito significativos. As conclusões desta investigação fornecem soluções para o problema da administração de medicamentos. A nanotecnologia é um método utilizado para administrar medicamentos aos tecidos cancerosos, a fim de ajudar o doente a reagir ao cancro e reduzir os efeitos secundários do tratamento, como a queda de cabelo e as náuseas. O problema é que, de todas as nanopartículas injectadas, apenas algumas chegam ao local do tumor. Nesta revisão, os investigadores avaliaram a investigação da última década e descobriram que apenas 0,7% das nanopartículas de quimioterapia atingiram o tumor alvo. O Professor Warren Chan, o supervisor desta investigação, afirmou: A esperança de tratar a doença depende da nossa capacidade de fazer chegar o fármaco ao local-alvo.

Descobrimos um novo princípio para melhorar o processo de administração de medicamentos, que poderá desempenhar um papel importante na nanotecnologia, na edição do genoma, na imunoterapia e noutras tecnologias. Chan e a sua equipa consideram que o fígado é o maior obstáculo para as nanopartículas de medicamentos atingirem o seu alvo.

A sua hipótese é que o fígado tem um limiar de absorção e, por isso, não pode aceitar doses mais elevadas quando está saturado de nanopartículas. A solução dos investigadores consiste em manipular a dose, de modo a que seja possível ultrapassar as células de Kupffer do fígado, responsáveis pelo trabalho de purificação. Nas suas experiências, os investigadores descobriram que a injeção de um trilião de nanopartículas em ratinhos é suficiente para ultrapassar as células de Kupffer. Este trabalho aumentou em 12% o alcance das nanopartículas até ao tumor. Oyang continuou: "Ainda há muita investigação a fazer para atingir uma estatística de mais de 12%, mas passar de 0,7 para 12 é considerado um grande sucesso".

Medicamentos anticancerígenos

Os compostos químicos utilizados na quimioterapia do cancro são:

1- Agentes alquilantes, mostarda de azoto e compostos afins: a mostarda de azoto é um agente anticancerígeno eficaz, e sabe-se que o efeito anticancerígeno dos compostos de mostarda de azoto se deve à sua ciclização em água e à formação de iões de ácido etileno-acético muito activos, que podem ser neutralizados por compostos que contêm hidrogénio. São permutáveis entre si.

2- Antimetabolitos, ácido fólico e análogos da purina, análogos da purina e da pirimidina

3- Hormonas, ACTH e cortisona e seus homólogos, estrogénios e numerosos anerogénios

4- Grupo diverso que inclui o uretano e os alcalóides: o uretano é um cristal, muito solúvel em água e incompatível com ácidos e álcalis. O seu efeito tóxico nas células é, em muitos casos, semelhante ao da mostarda azotada, mas o uretano é uma droga muito mais fraca.

Fluorouracilo (5-fluorouracilo)

5- O fluorouracilo foi concebido e sintetizado pela primeira vez em 1957 por Karls Heidelberger. Esta molécula encontra-se entre as pequenas moléculas. 5- O fluorouracilo é um medicamento anticancerígeno da classe das fluoropirimidinas.

De facto, trata-se de um pró-fármaco que é convertido em metabolitos de nucleótidos de ribose e desoxirribose sob transformação biológica. 5- O fluorouracilo é geralmente administrado por via intravenosa e tem uma semi-vida de 10 a 20 minutos. Este medicamento não é administrado por via oral. Este medicamento é considerado o medicamento mais utilizado no tratamento do cancro colorrectal. Além disso, este medicamento é ativo contra uma vasta gama de tumores sólidos, como os cancros da mama, do estômago, do pâncreas, do esófago, do fígado, da cabeça e do pescoço e do canal anal. As suas principais toxicidades são: supressão cerebral e óssea, toxicidade dos microssítios e diarreia, toxicidade cutânea sob a forma de síndrome mão-pé e neurotoxicidade.

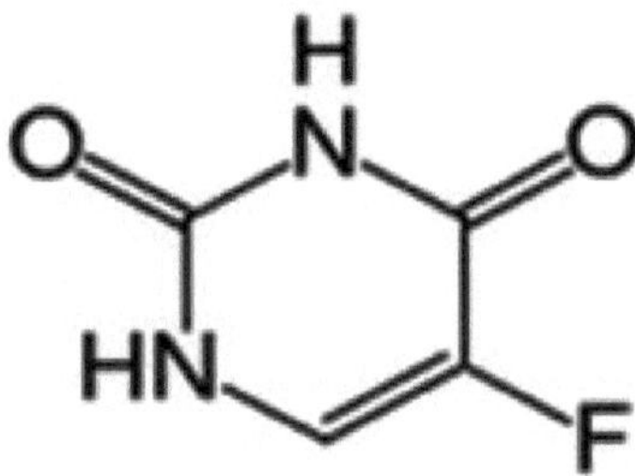

Figura 62. Edifício do fluorouracilo

Propriedades medicinais do 5-Fluorouracilo

- Grupo medicamentoso: anticancerígeno da categoria antineoplásico.
- Denominações comerciais famosas: Fluoroplex, Efodex, Adrosil.
- Formas farmacêuticas: solução injetável de 50 mg/ml e creme tópico a 5%.
- Utilizações injectáveis: cancro colorectal, da mama, do ovário, do colo do útero, do estômago, do esófago, da bexiga, do fígado, do pâncreas e cancros primários não especificados.
- Utilizações da pomada tópica: queratose actínica, queratose solar e carcinoma basocelular superficial.
- Contra-indicações: Desnutrição, depressão da função da medula óssea, cirurgia de grande porte, infecções perigosas.
- Efeitos secundários: síndrome cerebelar agudo, sonolência, euforia, angina ligeira, alterações do ECG, erupção maculopapular, secura, eritema, hiperpigmentação, alterações das unhas, comichão, ardor, inchaço, anorexia, proctite, íleo paralítico, estomatite, diarreia, náuseas, vómitos, depressão da

medula óssea, leucopenia, anemia, sensibilidade à luz, lacrimejo, alopécia reversível, fraqueza e letargia.

Capecitabina

A capecitabina, com o nome comercial de Axloda (Xloda), é um antimetabolito e um medicamento anticancerígeno que impede que as células cancerígenas se multipliquem e se espalhem no organismo, interferindo na produção de proteínas necessárias ao crescimento das células cancerígenas. Tem a fórmula química C15FN3O6H22. A capecitabina é, na realidade, um pró-fármaco que muda de estrutura para fluorouracilo no organismo. O medicamento é convertido na forma ativa do 5-fluorouracilo em 3 passos enzimáticos. O 5-fluorouracilo do medicamento é catalisado nas células tumorais pelo fator angiogénico dependente do tumor. A capecitabina é utilizada para tratar o cancro da mama e do cólon ou do reto que se espalhou para outras partes do corpo. Este medicamento é utilizado no tratamento de certos tipos de cancro da mama, cancro do cólon ou cancro do reto em alguns doentes. Pode ser utilizado sozinho ou em combinação com outros medicamentos anticancerígenos ou radioterapia.

Estudo computacional e experimental do uracilo e do 5-fluorouracilo

Em 2002, Belicharska e Koepka efectuaram um estudo experimental e cálculos da teoria do funcional da densidade sobre o uracilo e o 5-fluorouracilo. Neste estudo, os parâmetros de RMN foram recolhidos experimentalmente e computacionalmente. Utilizaram o método B3PW91 para extrair os resultados de RMN dos cálculos e compararam estes resultados com os dados de RMN obtidos a partir do método de cálculo inicial, que foi efectuado com o método Hartree-Fock.

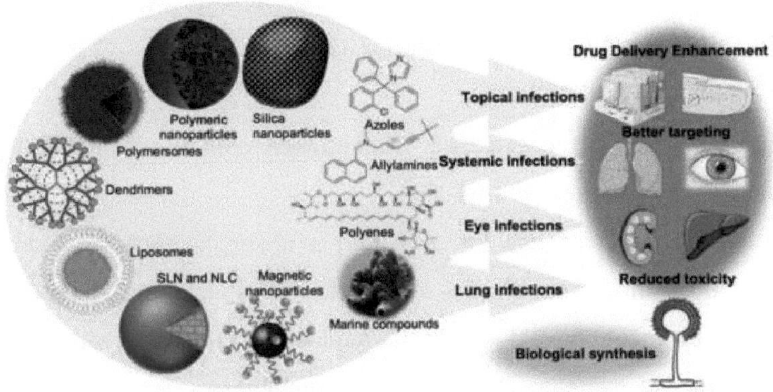

Figura 63. Os novos sistemas de administração de fármacos baseados na nanotecnologia que estão atualmente a ser utilizados para melhorar a administração de fármacos, promover um melhor direcionamento e reduzir a toxicidade dos fármacos antifúngicos convencionais. É também importante salientar a importância da produção de nanopartículas por fungos (síntese biológica) e o inegável potencial do mar como fonte de novas moléculas com atividade antifúngica.

Utilizaram também duas séries básicas 6-31G e 6-31++G, que são séries de qualidade e potentes. Após a comparação dos resultados obtidos com os métodos computacionais e experimentais, foi observada uma correlação linear entre a cobertura de protões e de carbono no uracilo e no 5-fluorouracilo com os resultados experimentais.

Além disso, foi determinado nesta investigação que o comprimento de ligação previsto, o momento de dipolo e as vibrações de estiramento harmónico mostram uma excelente concordância com os resultados experimentais acessíveis. Tais cálculos devem prever as propriedades espectroscópicas destas moléculas na solução com maior confiança na área de revestimento de solvente primário do material e com mais inclusão do modelo dielétrico da solução e ser capaz de expressar uma atitude maior sobre as propriedades no interior do corpo.

Investigação da interação de 5-fluorouracil com montmorilonite e saponite em espetroscopia FT-IR

Akalin e os seus colegas investigaram a absorção superficial de 5-fluorouracil em montmorilonite e saponite utilizando espetroscopia FT-IR. O revestimento de 5-fluorouracilo em montmorilonite ou saponite foi investigado por emissão de raios X para aumentar o espaçamento entre camadas. Os resultados experimentais e computacionais mostraram que o 5-fluorouracilo interage com a argila por coordenação direta e indireta através de moléculas de água no meio do ácido de Lewis.

Ao interpretar as alterações espectrais de IV das substâncias adsorvidas na argila, obtiveram informações sobre a natureza e as caraterísticas dos compostos orgânicos da argila. A interação ou revestimento do 5-fluorouracil na morilonite e na saponite foi demonstrada por difração de raios X, aumentando o espaçamento entre camadas.

O grafeno como base nanoestruturada para sistemas de administração de medicamentos

Em 2014, Goenka e os seus colegas investigaram as interessantes propriedades biológicas e físico-químicas das nanopartículas que permitem o planeamento médico. Explicaram que a razão para tal se deve ao seu pequeno tamanho e grande superfície e à sua capacidade de mediação com células ou tecidos.

Na continuação da investigação, afirmaram que as nanopartículas à base de grafeno surgiram rapidamente como materiais bidimensionais surpreendentes, o que se deve à sua estrutura de superfície única e às suas excelentes propriedades mecânicas, ópticas e eléctricas, bem como à utilização destes materiais na eletrónica e noutros domínios. As tendências aparentes mostram que as suas propriedades excepcionais podem ser utilizadas em aplicações médicas, especialmente na administração de medicamentos e na engenharia de tecidos.

1- Densidade: A célula unitária hexagonal do grafeno tem dois átomos de carbono e uma área de secção transversal igual a 0,052 nanómetros quadrados. Segundo os cálculos, a sua densidade é de 0,77 miligramas por metro quadrado. Imagina uma cama em forma de rede com uma área de um metro quadrado e um peso de 0,77 mg.

2- Transparência ótica: O grafeno é quase transparente. Absorve apenas 2,3% da intensidade luminosa, independentemente do comprimento de onda na gama ótica.

3- Resistência mecânica: A resistência à rutura do grafeno é de 42 newtons por metro quadrado. Para uma hipotética película fina de aço com a mesma espessura do grafeno, a resistência à fratura seria de cerca de 0,084-0,42 N/m2, o que indica que o grafeno é 100 vezes mais forte do que o aço.

4- Condutividade eléctrica: A resistência da folha de grafeno bidimensional, também designada por resistência por unidade de área, é de 31 ohms. A condutividade eléctrica do grafeno é inferior à do cobre, pelo que será um melhor condutor.

5- Condutividade térmica: A condutividade térmica do grafeno foi medida como sendo de aproximadamente 5000 watts/metro Kelvin. A condutividade térmica do cobre à temperatura ambiente é de 401 W/m Kelvin, o que significa que o grafeno é 10 vezes melhor do que o cobre.

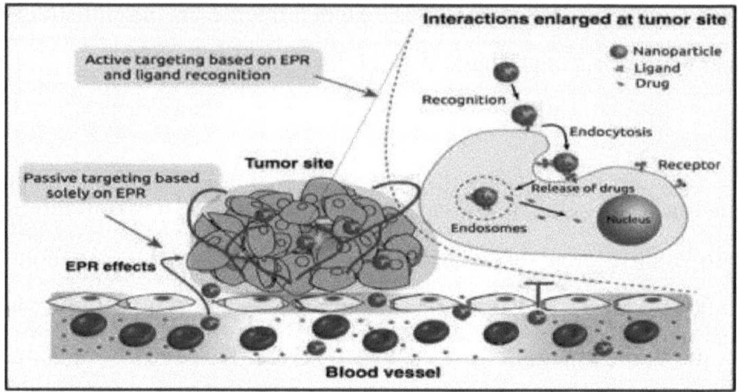

Figura 64. Tendências e desafios actuais na gestão do cancro

Investigação da utilização do grafeno e do óxido de grafeno como nanoportadores para a administração de medicamentos

No mesmo ano, Liu e Duton, um dos seus colegas, centraram a sua investigação no grafeno e no óxido de grafeno como novos nanoportadores e apresentaram o seu relatório, cujo resumo é o seguinte.

As aplicações farmacêuticas baseadas em materiais à base de grafeno, incluindo a administração de medicamentos, têm crescido rapidamente nos últimos anos. O grafeno e o óxido de grafeno têm sido investigados para aplicações farmacêuticas como um dos elementos promissores neste domínio, devido às suas propriedades especiais, incluindo a estrutura planar bidimensional, a ampla área de superfície, a estabilidade química e farmacêutica, a excelente condutividade e a estrutura biocompatível.

Em resumo, foram revistos os métodos comuns de modificação da superfície das nanopartículas à base de grafeno, bem como a sua biocompatibilidade e toxicidade, após um resumo dos exemplos implementados e comprovados para a entrega de genes e de medicamentos anticancerígenos. Aspectos como a sua biocompatibilidade com o organismo e a toxicidade dos nanomateriais à base de grafeno que transportam fármacos foram algo preocupantes.

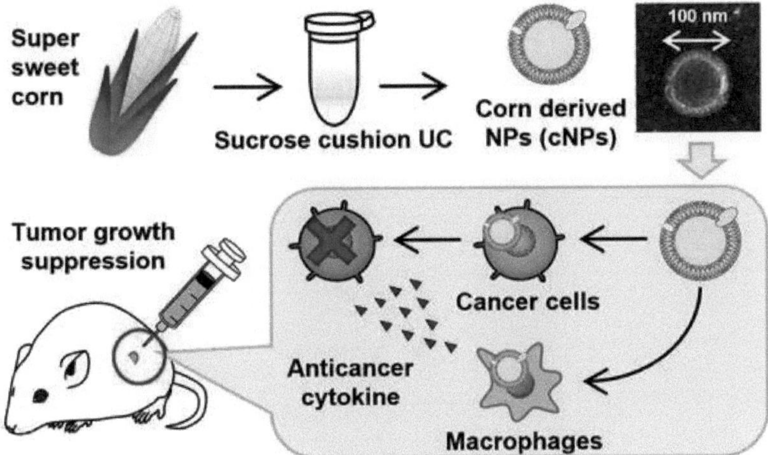

Figura 65. Nanopartículas à base de plantas susceptíveis de fornecer medicamentos contra o cancro

Capítulo VI

Nano partículas medicinais no tratamento de doenças respiratórias e cardíacas

As doenças pulmonares estão entre as doenças mais comuns e mortais que enfrentamos. O sistema respiratório tem uma via de acesso ao ambiente exterior. Por conseguinte, deve ser protegido contra agentes infecciosos estranhos.

À medida que as partículas descem pelas vias respiratórias, encontram a mucosa respiratória, os cílios e os ramos pulmonares, que retêm as partículas maiores do que 5 micrómetros e as deixam descer e formar bolhas. que é o principal local de troca de substâncias com o sangue, não lhes são dadas. Além disso, o pulmão está cheio de macrófagos, que neutralizam qualquer corpo estranho que entre no pulmão.

Por este motivo, a utilização de nanopartículas pode ser considerada uma vantagem. Porque ao reduzir o tamanho das partículas, o acesso dos macrófagos a elas diminui. Além disso, o tempo de permanência das partículas no organismo também aumenta. Por conseguinte, o movimento no sentido da utilização da nanotecnologia para a administração de fármacos no pulmão está a progredir.

A função mais básica do pulmão é a troca gasosa entre o sangue e o ambiente externo e a manutenção do pH homeostático. No processo de respiração, os pulmões entram em contacto com várias substâncias de vários tamanhos, desde bactérias a fumo e poluentes no ar. Estas partículas ficam retidas em diferentes partes do ar, como a faringe, a traqueia, a traqueia e os alvéolos respiratórios. Existem aproximadamente 300 milhões de bolhas nos pulmões que criam uma superfície de cerca de 100 metros quadrados. A espessura da parede destas bolhas é de cerca de 0,1 micrómetros.

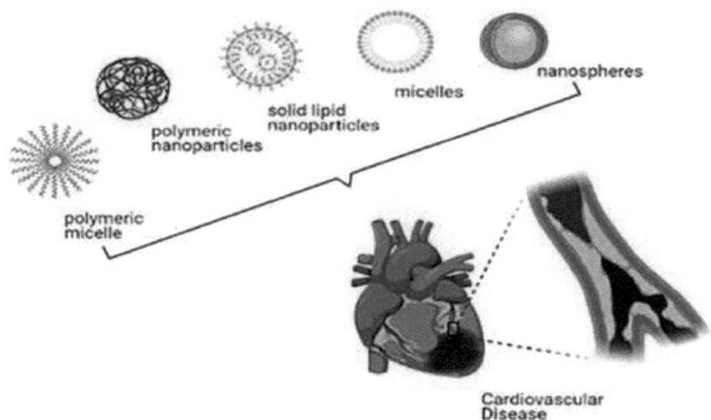

Figura 66. Avanços recentes nas terapias baseadas em nanopartículas

Como resultado, o pulmão é um local adequado para a troca de compostos. As partículas com mais de 5 micrómetros ficam retidas na boca e no trato respiratório superior. Se as partículas tiverem um tamanho entre 1 e 5 micrómetros, podem atingir o trato respiratório final e os alvéolos, mas as partículas com menos de 1 micrómetro permanecem frequentemente suspensas e são exaladas. O pulmão é um alvo interessante para a administração de medicamentos.

Porque existem métodos não invasivos de administração de medicamentos. Além disso, o pulmão proporciona uma elevada biodisponibilidade e uma grande superfície de contacto para a absorção de compostos. Os nanossistemas para a administração de fármacos no pulmão apresentam as seguintes vantagens

- ✓ À medida que o tamanho diminui, a relação entre a superfície e o volume das partículas aumenta. Como resultado, o nível de troca de material com os pulmões aumenta.
- ✓ Ao reduzir o tamanho das partículas, a sua velocidade de dissolução aumenta, o que aumenta a velocidade da sua transmissão no ambiente circundante.

- ✓ É possível distribuir uma dose relativamente igual por todos os alvéolos do pulmão.
- ✓ As nanopartículas têm libertação controlada de fármacos.
- ✓ São adequados para o transporte de grandes moléculas.
- ✓ A possibilidade de o fármaco entrar nas células aumenta consoante o tamanho das partículas.

Todos os tipos de equipamento de inalação

Os dispositivos de inalação modernos dividem-se em três grupos: nebulizadores, inaladores de dose calibrada (MDI) e inaladores de pó seco (DPI). Os nanoportadores existem sob a forma de dispersões coloidais nos nebulizadores ou sob a forma sólida nos MDI e DPI. No nebulizador, o ar atinge a solução ou suspensão armazenada na câmara a alta velocidade e pressão e transforma-a em partículas finas.

No MDI, o pó é colocado em contacto com um propulsor. Com a ajuda da pressão criada no dispositivo, o propulsor retira o medicamento do dispositivo com pressão e sob a forma de um pó fino. Neste tipo de dispositivos, é libertada uma determinada quantidade de medicamento de cada vez, e deve haver uma coordenação entre o momento em que o medicamento é libertado do dispositivo e o tempo de respiração da pessoa, para que o medicamento entre diretamente nos pulmões.

No DPI, o pó sai do dispositivo em função da força respiratória da pessoa e, quanto maior for a força respiratória, mais facilmente e em maior quantidade sai o pó do dispositivo. A vantagem deste dispositivo em relação ao MDI é a ausência de um propulsor e a não necessidade de coordenar o tempo de respiração com a utilização do dispositivo. Devido às interações entre as partículas em dispersões líquidas coloidais nos nebulizadores, existe a possibilidade de aglomeração.

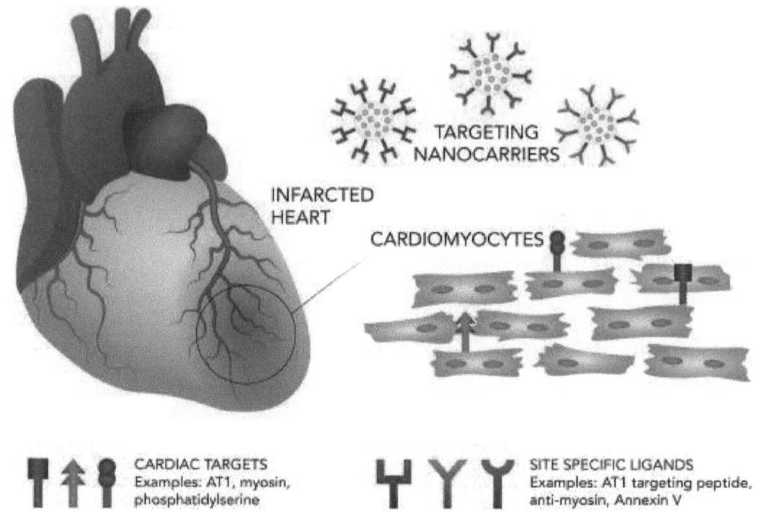

Figura 67. Aplicações nanotecnológicas para o tratamento de doenças cardiovasculares

Além disso, neste tipo de formulações, a possibilidade de degradação química, como a hidrólise, também é maior. Por este motivo, é mais comum a utilização de pó seco. Como já foi referido, existe uma grande possibilidade de as partículas de dimensão nanométrica saírem por exalação. Por conseguinte, é preferível produzir pós à escala micrométrica contendo fármacos nanométricos para preparar as formulações finais para inalação.

Medicamentos que podem ser utilizados para inalação

Existem muitos fármacos para administração local ou sistémica de fármacos através do pulmão, que incluem pequenas e grandes moléculas. As pequenas moléculas são sobretudo utilizadas para a administração local de medicamentos e para o tratamento de doenças crónicas como a asma, mas as grandes moléculas, como as proteínas e os péptidos, são utilizadas tanto para a administração local de medicamentos no pulmão como para o tratamento de doenças como a diabetes e a trombose.

Nanoportadores para a administração de medicamentos no pulmão

1- Nanopartículas poliméricas: o objetivo da utilização de polímeros na administração de fármacos é transportar a molécula do fármaco, protegê-la da destruição e controlar a libertação do fármaco. Estes polímeros são compostos biocompatíveis e biodegradáveis. A biocompatibilidade e a toxicidade dos polímeros ao longo do tempo devem ser cuidadosamente testadas in vivo e in vitro, para que não haja problemas para o doente durante a inalação.

2- Nanopartículas lipídicas sólidas: a vantagem destas estruturas que consistem em lípido, tensioativo e água. Controlo da libertação do fármaco, libertação a longo prazo e degradação mais rápida na fase intra-corporal em comparação com as nanopartículas poliméricas. Além disso, estas estruturas apresentam uma maior compatibilidade do que alguns polímeros no interior do pulmão. Numa investigação, estas estruturas foram utilizadas para transferir insulina, o que resultou na transferência bem sucedida de insulina para o corpo através dos pulmões.

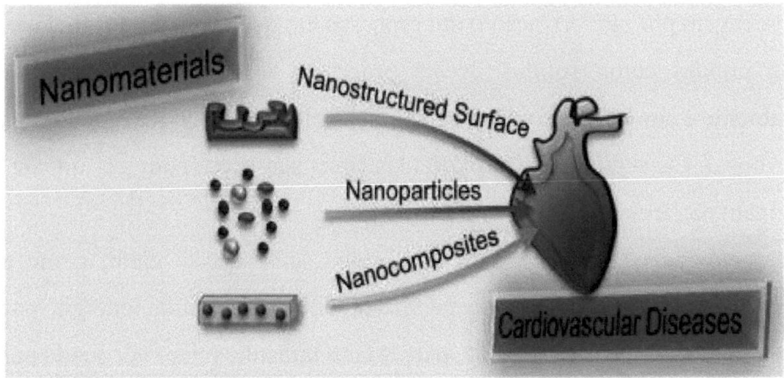

Figura 68. Nanomateriais para o tratamento de doenças cardiovasculares

3- Demers: Os Demers são polímeros com uma estrutura ramificada. Estas estruturas são principalmente utilizadas para a transferência de genes para a célula, o que requer a colocação de ligandos específicos na superfície em forma de árvore para se ligarem aos receptores celulares. Num estudo, a molécula de heparina foi utilizada como macromolécula para o tratamento da embolia pulmonar com a ajuda de carnívoros. Os resultados deste trabalho foram registados sob a forma de um aumento da semi-vida e da absorção do fármaco em comparação com o caso em que o fármaco não é utilizado.

Produção de nanopartículas inaladas

As tecnologias de fabrico de nanopartículas para inalação são diferentes, mas, em geral, em todas elas, as nanopartículas são encerradas em micropartículas, para atingirem o tamanho adequado para inalação. Estes revestimentos que aumentam o tamanho são frequentemente feitos de manitol ou lactose, que são colocados à volta das nanopartículas com a ajuda de uma técnica de pulverização.

Secagem por pulverização

A secagem por pulverização é um processo em que as partículas inaláveis são criadas como sólidos. Neste processo, a solução à temperatura ambiente é convertida em partículas finas pelo bocal e com a ajuda do gás do bocal. De seguida, estas partículas finas são secas com gás quente e deixam partículas sólidas.

Este método é adequado para compostos sensíveis ao calor, como as proteínas e os péptidos. Porque não é necessária muita energia para destruir a estrutura. De seguida, para criar o tamanho micro adequado para entrar no pulmão, as nanopartículas são ajustadas ao tamanho adequado por manitol ou lactose e novamente por secagem por pulverização. Desta forma, as nanopartículas criadas são introduzidas no dispositivo juntamente com uma solução de manitol ou lactose e, finalmente, as nanopartículas que atingiram o tamanho micro através de um revestimento são extraídas na forma sólida. O tamanho destas partículas atinge cerca de 2 micrómetros, o que é adequado para atingir as bolhas.

Secagem por pulverização - liofilização

Neste processo, a secagem por pulverização e a liofilização são efectuadas em conjunto. A solução desejada entra no ambiente cheio de azoto líquido e, ao mesmo tempo que perde o seu solvente devido à sublimação, transforma-se num pó sólido. Com esta técnica, obtém-se um pó sólido fino e macio.

Tecnologia de fluidos supercríticos

A regra principal deste processo é a cristalização controlada do fármaco no fluido supercrítico. Este processo baseia-se em dois tipos: (precipitação com solvente supercrítico=SAS) e (extração de emulsões com fluido supercrítico=SFEE). No SAS, o mecanismo principal é a precipitação rápida quando o líquido entra em contacto com o dióxido de carbono, mas no SFEE, primeiro o solvente orgânico é separado da emulsão de óleo em água ou da emulsão múltipla pelo dióxido de carbono e, em seguida, as partículas tornam-se sólidas. Uma vez que a maioria dos fármacos é insolúvel em CO_2 , o processo SAS é, por conseguinte, a melhor forma de criar pós de fármacos inaláveis.

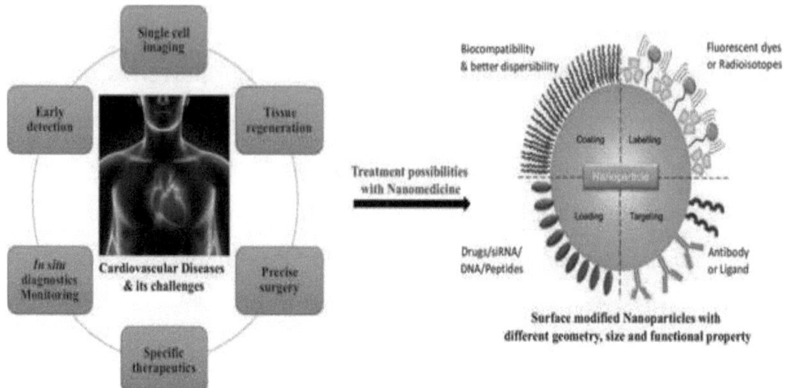

Figura 69. Tratamento de doenças cardiovasculares com base em nanopartículas

Técnica de evaporação de dupla emulsão/solvente

Neste processo, é preparada uma emulsão de óleo em água e, em seguida, a sua fase orgânica é removida por evaporação. Este processo é maioritariamente utilizado para preparar nanopartículas a partir de polímeros. A fase orgânica, que contém o fármaco, o polímero e o solvente orgânico, é adicionada à fase aquosa e dispersa na fase aquosa. Em seguida, por evaporação, são criadas nanopartículas contendo polímero. Finalmente, colocando as nanopartículas numa solução de manitol e lactose e secando-as por pulverização, é possível criar micropartículas centradas em nanopartículas de polímero para administração de fármacos nos pulmões.

Precipitação com a ajuda de um anti-solvente

Este método permite criar partículas sólidas de fármaco com uma distribuição de tamanho reduzido. O fármaco dissolvido num solvente orgânico miscível em água é precipitado utilizando um solvente imiscível em água. As partículas finais criadas serão lisas e uniformes.

Toxicidade das nanopartículas inaladas

As nanopartículas podem deslocar-se do local de inalação para outros tecidos e órgãos e provocar neles uma resposta indesejada. Estas respostas podem variar desde uma simples inflamação até à trombose vascular.

Por exemplo, numa investigação, foi utilizado um surfactante inorgânico no fabrico de nanopartículas. Após fotografar as células pulmonares, verificou-se que este surfactante permanecia nas bolhas de ar sob a forma de uma camada de película, o que dificulta o funcionamento normal das bolhas de ar na transferência de oxigénio. Noutro estudo, foi demonstrado que cerca de 1% das nanopartículas com menos de 35 nm conseguiram atingir as artérias coronárias do coração. Por vezes, a própria dimensão reduzida das nanopartículas pode ser considerada uma desvantagem.

Foi registada a persistência de algumas nanopartículas nos pulmões até 700 dias. Estas partículas conseguiram escapar aos sistemas de limpeza, como os macrófagos, e permanecer no organismo. No entanto, os resultados gerais obtidos na investigação mostram que, se a biocompatibilidade e a biodegradabilidade forem tidas em conta na formulação das nanopartículas, não existe qualquer risco grave para o indivíduo e, de facto, a nanotecnologia pode ser utilizada como método terapêutico. Adequado para melhorar a administração de medicamentos no pulmão sem causar danos graves. A transferência pulmonar de nanopartículas é um método não invasivo que pode ser utilizado para fins terapêuticos nas células pulmonares. Ao formular o medicamento sob a forma de nanopartículas, para além da estabilidade, o doente pode também utilizar o medicamento mais facilmente.

Ao inalar diretamente o fármaco para o sistema respiratório, é possível evitar um maior consumo de fármaco e os efeitos secundários causados pela transferência do fármaco para outros tecidos. A caraterística importante da utilização desta técnica é a transferência de fármacos como a insulina e as proteínas para o corpo através da inalação, o que pode prometer avançar para o tratamento de doenças como a diabetes com a ajuda de métodos alternativos de injeção de insulina no doente.

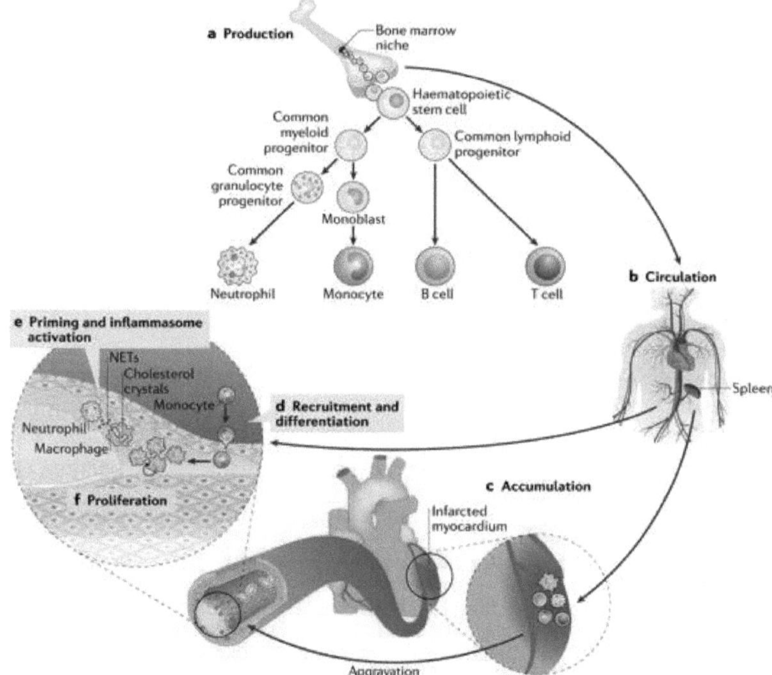

Figura 70. Nano imunoterapia para tratar a doença isquémica do coração

O único problema com a administração de medicamentos nos pulmões através da nanotecnologia é o destino destas partículas e a sua rápida remoção do sistema respiratório, o que pode ser resolvido encapsulando as nanopartículas em revestimentos degradáveis e aumentando a superfície das partículas até ao nível ótimo para permanecerem nos pulmões. Ele arranjou o pulmão. Os cancros do pulmão e a tuberculose ainda são considerados problemas médicos no mundo. Com a utilização da nanotecnologia, espera-se que as formas de administração de fármacos a este tecido sejam melhoradas e que seja dado um grande passo no sentido do tratamento de doenças relacionadas.

A utilização de nanopartículas no tratamento de doenças cardíacas

Recentemente, um grupo de investigadores iranianos apresentou novos métodos baseados na ciência da nanomedicina para o diagnóstico e tratamento de doenças cardíacas, especialmente a "isquemia cardíaca", sob a forma de um artigo científico muito valioso. Este artigo científico foi publicado pelo Dr. Mohammad Javad Haji pour e colegas sob a supervisão do Dr. Morteza Mahmoudi (autor responsável) na revista CHEMICAL REVIEWS, que tem um fator de impacto de 54,3. O Dr. Haji pour descreveu a revista CHEMICAL REVIEWS como uma das melhores revistas científicas do mundo no domínio da nanotecnologia e afirmou: só quem consegue publicar um artigo científico nesta revista tem uma opinião na sua área de especialização ou uma nova solução para resolver alguns impasses. fornecer científico Segundo ele, a última vez que cientistas iranianos a viver no país conseguiram publicar um artigo científico nesta revista foi em 2013 e, após um hiato de 6 anos, os nomes de investigadores iranianos voltam a aparecer nesta revista.

Este investigador afirmou que, neste estudo científico, colaboraram e salientaram investigadores internacionais proeminentes das universidades de Michigan, Stanford, Harvard, Cambridge, Geórgia e algumas universidades proeminentes da Alemanha, Itália e Estados Unidos: As doenças cardiovasculares são sempre a causa mais importante de morte. e morte são conhecidas em todo o mundo e até agora não foi introduzido no mercado nenhum medicamento eficaz para tratar esta doença cardíaca (isquemia cardíaca).

Uma grande revolução no tratamento definitivo do cancro do pulmão com o gene Spud

Os cientistas da Spudgeon conseguiram descobrir uma cura definitiva para o cancro do pulmão, o que representa o auge da inovação médica. Este tratamento, ao contrário dos anteriores tratamentos ineficazes, tem uma grande capacidade de lidar com vários desafios com que os especialistas têm lidado ao longo da história do tratamento do cancro do pulmão. Este tratamento utiliza informações e dados médicos exaustivos, experiências clínicas e o seu processamento com tecnologia ultra-avançada e baseia-se na análise de um grande grupo de cientistas da Spudgeon e num sistema de comando e controlo baseado na inteligência artificial e na utilização de inovação única para A utilização do sistema de administração de fármacos de nanopartículas permitiu tratar definitivamente o cancro do pulmão em todas as fases com um resultado surpreendente de 92,7%, que tem uma patente.

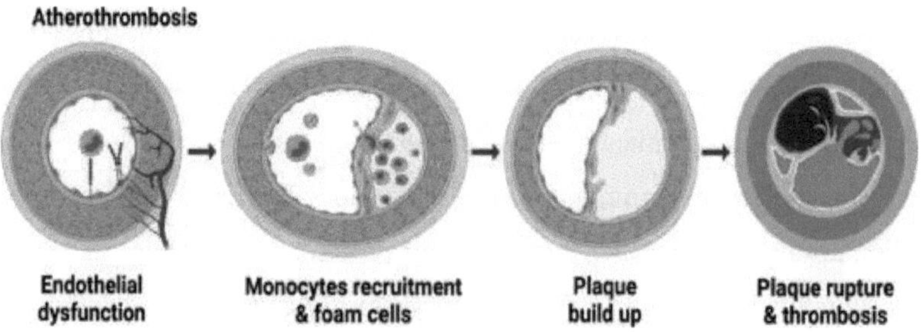

Figura 71. Abordagens nanobiotecnológicas para as doenças cardiovasculares

Cancro do pulmão

O cancro do pulmão ocorre quando células anormais crescem descontroladamente e provocam um tumor no pulmão. Em 2022, só o cancro do pulmão matará cerca de 2,09 milhões de pessoas em todo o mundo. A taxa de sobrevivência de cinco anos para os doentes com cancro do pulmão detectado precocemente é de 56%. Este valor desce para apenas 5% quando o cancro é diagnosticado tardiamente, mas ainda assim apenas 16% dos cancros do pulmão são diagnosticados nas fases iniciais. O cancro do pulmão é classificado histologicamente em dois tipos principais:

- ✓ Cancro do pulmão de pequenas células (SCLC).
- ✓ O cancro do pulmão de células não pequenas (NSCLC), que inclui vários subgrupos de adenocarcinoma, carcinoma de células escamosas e carcinoma de células grandes, cada um com caraterísticas clínicas e tratamento distintos.

O CPPC representa cerca de 15% dos casos de cancro do pulmão, enquanto o CPNPC representa aproximadamente 85% dos casos de cancro do pulmão.

Sintomas de cancro

Alguns sintomas comuns do cancro do pulmão incluem:

1- Dor óssea: devido a metástases, geralmente na coluna vertebral, na bacia e nos ossos longos.

2- Dor no peito: devido ao ataque de um tumor à pleura ou à parede torácica.

3- Tosse: sem motivo durante pelo menos 3 semanas ou sem tosse com sangue.

4- Perda de peso não desejada:

5- Falta de ar:

Fases do cancro do pulmão

O cancro do pulmão de células não pequenas (NSCLC), o tipo mais comum de cancro do pulmão, tem cinco fases.

- O cancro encontra-se apenas no revestimento das vias respiratórias, não invadiu os tecidos mais profundos e não se espalhou para fora dos pulmões.
- O cancro encontra-se nos tecidos dos pulmões, mas não nos gânglios linfáticos ou noutros órgãos.
- O cancro espalhou-se para os gânglios linfáticos adjacentes no mesmo lado do tórax que o tumor ou para a parede torácica, o diafragma ou o revestimento externo do pulmão.
- O cancro espalhou-se para os gânglios linfáticos de ambos os lados do tórax, para o mediastino (a área entre os pulmões) ou para outras estruturas do tórax, como o coração, o esófago ou a traqueia.
- O cancro espalhou-se para órgãos distantes, como o cérebro, os ossos, o fígado ou as glândulas supra-renais.

O cancro do pulmão de pequenas células (CPPC) é um tipo de cancro do pulmão menos comum mas mais agressivo e tem duas fases

1- Estádio limitado: O cancro encontra-se apenas num lobo do pulmão e nos gânglios linfáticos adjacentes do mesmo lado do tórax.

2- Estádio extenso: O cancro espalhou-se para além de um lobo do pulmão e dos gânglios linfáticos adjacentes e pode ter atingido gânglios linfáticos distantes ou outros órgãos.

Conhecer o estádio do cancro do pulmão ajuda a determinar as melhores opções de tratamento e o prognóstico para cada doente. O tratamento pode incluir cirurgia, quimioterapia, radioterapia, imunoterapia, terapia dirigida ou cuidados paliativos. A taxa de sobrevivência e a esperança de vida dos doentes com cancro do pulmão dependem de muitos factores, incluindo o tipo e o estádio do cancro, a idade do doente, o seu estado geral de saúde e a taxa de resposta ao tratamento.

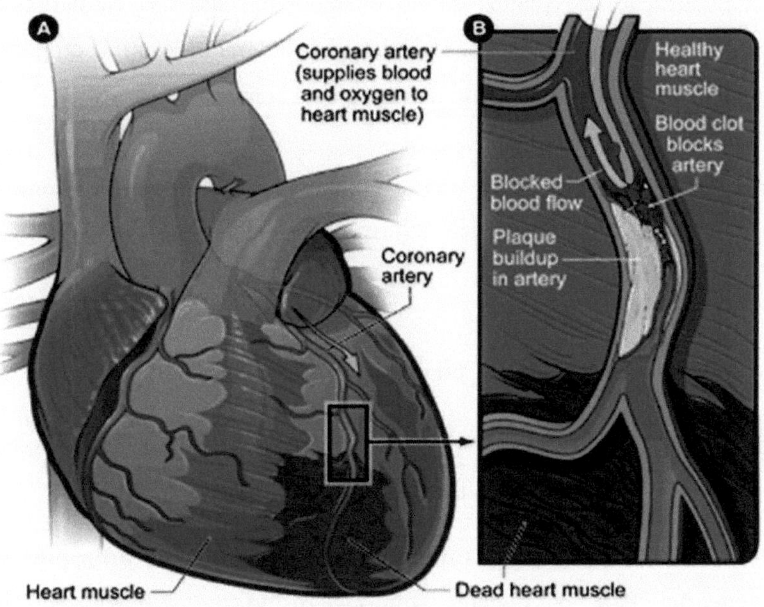

Figura 72. Nanotecnologia na terapia com células estaminais cardíacas

Limitações dos actuais tratamentos do cancro do pulmão

Apesar dos grandes avanços no tratamento do cancro do pulmão, este cancro continua a ser uma das principais causas de morte no mundo. Os obstáculos à conceção de tratamentos eficazes são:

1- Resistência ao tratamento: Embora os tratamentos específicos existentes, como a imunoterapia, tenham sido bem sucedidos para muitos doentes com cancro do pulmão, algumas pessoas mostram resistência a estes tratamentos ao longo do tempo.

2- Heterogeneidade do cancro do pulmão: O cancro do pulmão é uma doença complexa com muitos tipos e diferentes mutações genéticas. A personalização dos planos de tratamento com base nas caraterísticas individuais, especialmente para os doentes com mutações raras ou pouco conhecidas, continua a ser um desafio para a comunidade médica.

3- Efeitos secundários: Os efeitos secundários dos tratamentos comuns para o cancro do pulmão são significativos em muitos casos e podem afetar a qualidade de vida do doente.

4- Diagnóstico em fases tardias: Apesar dos recentes avanços no diagnóstico precoce, em muitos casos, o cancro do pulmão é diagnosticado tardiamente e em fases avançadas.

5- Opções de tratamento limitadas nos casos de cancro do pulmão avançado: Para os doentes com cancro do pulmão avançado ou metastático, pode ser difícil conseguir um tratamento eficaz e eficiente.

6- Fuga das células cancerosas ao sistema imunitário: As células tumorais escondem-se do sistema imunitário devido a alterações nas suas células e permanecem a salvo do sistema imunitário.

7- Intoxicação relacionada com os tratamentos convencionais do cancro, como a radioterapia e a quimioterapia: A quimioterapia pode levar à toxicidade pulmonar, que se manifesta com sintomas como tosse, febre, falta de ar e hipoxemia. Perda de cabelo, náuseas e vómitos, perda de apetite e perda de peso, microssítios orais e do sistema digestivo, obstipação ou diarreia, fadiga e aumento do risco de infeção são outros efeitos secundários desta doença.

8- Causar inflamação: Induzir uma resposta inflamatória no organismo devido ao tratamento com medicamentos imunossupressores, em que a resposta inflamatória do organismo ao tecido danificado perturba a tolerância do doente e reduz a eficácia do tratamento com estes medicamentos.

9- Complicações cirúrgicas: incluindo formação de coágulos sanguíneos, fístula bronco pleural, dor torácica ou pulmonar e atelectasia pulmonar.

A descoberta e a inovação de um tratamento para o cancro do pulmão que ultrapasse as limitações existentes e proporcione uma precisão e uma rapidez sem paralelo em todas as fases da doença constituiriam um grande avanço na ciência médica. Estes progressos terão um efeito profundo no aumento da esperança de vida dos doentes, nos sistemas de saúde e na melhoria da saúde geral da sociedade.

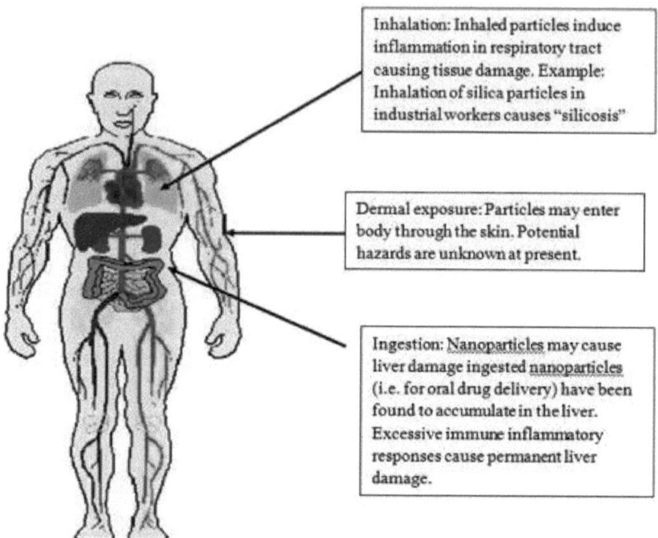

Figura 73. Toxicidade dos nanomateriais e desenvolvimentos recentes

Mecanismos celulares dos medicamentos na eliminação do cancro do pulmão

1- Stress oxidativo: Esta substância é uma molécula altamente reactiva que pode causar stress oxidativo na célula. O stress oxidativo refere-se a um desequilíbrio entre a produção de espécies reactivas de oxigénio (ROS) e a capacidade de desintoxicação do organismo. Nas células cancerosas, o stress oxidativo pode provocar danos nos componentes celulares, como as proteínas, os lípidos e o ADN.

2- Indução da apoptose (morte celular programada): Os danos no ADN e o stress oxidativo podem ativar diferentes vias apoptóticas nas células cancerosas. Estas vias incluem uma série de eventos bioquímicos que, em última análise, conduzem à ativação das caspases. As caspases são enzimas responsáveis pelo início da apoptose e modulam várias vias de sinalização. Em última análise, estas enzimas regulam a sobrevivência e a morte das células.

3- Ativação das calpaínas: Esta substância ativa proteases dependentes do cálcio denominadas calpaínas. As calpaínas clivam um certo número de proteínas envolvidas na sobrevivência celular, como a Bcl-2 e a p53, e conduzem, em última análise, à indução da apoptose.

4- Resposta imunitária: a indução da apoptose nas células cancerígenas estimula a resposta imunitária. As células cancerosas moribundas libertam sinais que atraem as células imunitárias para o local do tumor. Esta caraterística aumenta a capacidade do organismo para detetar e destruir as células cancerígenas.

5- Rutura dos lisossomas: Este medicamento rompe os lisossomas, que são organelos que contêm enzimas de decomposição. A libertação destas enzimas no citoplasma pode danificar os componentes celulares e induzir a apoptose. O cancro do pulmão é um dos maiores desafios da saúde global e continua a necessitar de estratégias de tratamento inovadoras que possam atingir eficazmente as células cancerígenas e, ao mesmo tempo, utilizar o sistema imunitário do doente para obter um maior efeito. Neste método de tratamento, o fármaco utilizado surgiu como um agente promissor devido à sua capacidade única de induzir a apoptose nas células cancerígenas e também de melhorar a resposta imunitária. O duplo mecanismo de ação do fármaco torna-o um medicamento eficaz no tratamento do cancro do pulmão. Os nossos estudos começaram por investigar esta substância como um potencial tratamento do cancro do pulmão. Utilizando ensaios de cultura de células in vitro e análises in vivo, foi avaliada uma vasta gama de concentrações da substância quanto ao seu efeito nas linhas celulares de cancro do pulmão, para investigar o seu efeito na morte das células cancerígenas e na regulação do sistema imunitário. Os resultados das nossas experiências mostraram que o produto resultante induz as vias de apoptose nas células cancerígenas. Este fenómeno foi acompanhado pela regulação positiva simultânea de marcadores relacionados com o sistema imunitário, o que indica significativamente o potencial de ativação do sistema imunitário em resposta ao tratamento com este produto no ambiente das células cancerígenas do pulmão.

Conceção de um sistema de administração de medicamentos baseado em nanopartículas para o tratamento do cancro do pulmão

Os nossos desafios não consistiam apenas em encontrar um agente terapêutico eficaz, mas também na sua entrega precisa às células do cancro do pulmão. O passo seguinte do nosso estudo continuou com a investigação da utilização de diferentes nanopartículas como transportadores para a transferência e libertação do medicamento desejado junto das células cancerígenas do pulmão.

Esta inovação centrou-se no desenvolvimento de um sistema de administração de fármacos baseado em nanopartículas, capaz não só de administrar o fármaco às células pulmonares, mas também de facilitar a sua libertação junto das células cancerígenas. Nas fases iniciais da investigação, foram investigados diferentes métodos de administração de fármacos, cada um dos quais com o seu próprio conjunto de desafios. No entanto, de acordo com a investigação do potencial de cada um deles para ultrapassar as barreiras à administração de fármacos nos pulmões e, ao mesmo tempo, garantir a proximidade das células cancerígenas, foi finalmente utilizado um tipo especial de nanopartículas para a administração de fármacos.

Testes consecutivos para a administração de fármacos com a ajuda da nanopartícula desejada foram cuidadosamente examinados, para otimizar a sua capacidade de nebulização e de atingir o tecido pulmonar. Em particular, a nossa candidata final a nanopartícula demonstrou uma capacidade notável de ser eficazmente nebulizada, bem como uma difusão eficiente e uniforme no tecido pulmonar. As experiências seguintes foram realizadas para avaliar a segurança, a eficácia e a eficiência da estrutura das nanopartículas. Análises detalhadas in vitro revelaram a biodisponibilidade da nanopartícula e o seu potencial para uma libertação eficaz do fármaco de forma controlada.

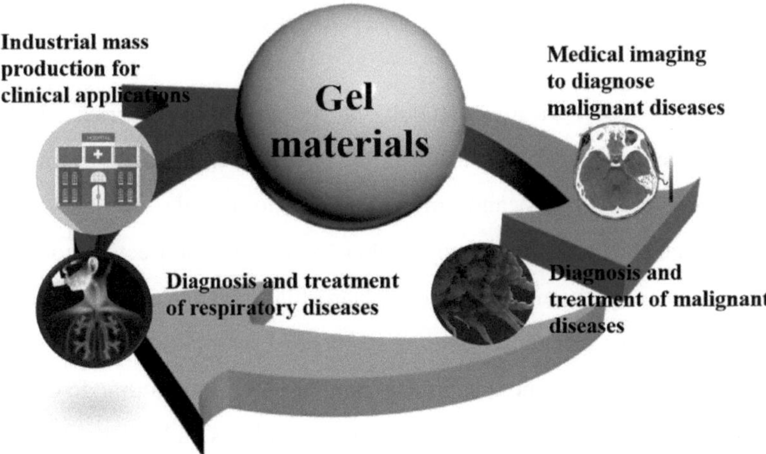

Figura 74. Progresso da investigação sobre nanocompósitos à base de gel

A ligação entre a poluição atmosférica Nano partículas e doenças cardíacas

Com um estudo sobre o mecanismo e a forma como a poluição atmosférica afecta as doenças cardíacas, os investigadores afirmaram que as partículas finas suspensas no ar poluído têm a capacidade de escapar ao sistema de filtragem dos pulmões e penetrar profundamente no corpo.

Depois, depositam-se potencialmente nas artérias e aumentam o risco de doença cardíaca. Com um estudo sobre o mecanismo e a forma como a poluição atmosférica afecta as doenças cardíacas, os investigadores afirmaram que as partículas finas suspensas no ar poluído têm a capacidade de escapar ao sistema de filtragem dos pulmões e penetrar profundamente no corpo. Depois, depositam-se potencialmente nas artérias e aumentam o risco de doenças cardíacas. Os investigadores afirmam que os seus estudos iniciais baseados em minúsculas partículas de ouro são mais um passo para obter informações sobre a forma como a poluição atmosférica afecta as doenças cardíacas e os acidentes vasculares cerebrais.

De acordo com vários estudos, a poluição atmosférica causa principalmente problemas cardíacos ou pulmonares ou o agravamento destes problemas, provocando um encurtamento da vida, mas apesar de muitas hipóteses, a forma como a poluição atmosférica afecta o coração ainda não está completamente esclarecida. Alguns investigadores afirmaram que partículas muito pequenas de poluição, chamadas nanopartículas, podem potencialmente passar pelo filtro natural do corpo, o nariz ou os pulmões. Neste sentido, investigadores da Universidade de Edimburgo e de universidades dos Países Baixos investigaram as partículas inertes de ouro, cujo tamanho é semelhante ao das partículas do fumo de escape dos motores a gasóleo. Os investigadores pediram a 14 voluntários saudáveis que fizessem exercício e respirassem ar contendo partículas de ouro inerte durante 2 horas.

No dia seguinte, as nanopartículas de ouro tinham entrado na corrente sanguínea da maioria dos participantes. Estas partículas permaneceram no organismo de alguns participantes durante meses, pelo que três meses mais tarde foram identificadas nas suas amostras de urina. Os resultados deste estudo mostram que as partículas causadas pela poluição atmosférica podem circular no organismo como as partículas de ouro. Uma questão que aumenta a importância de reduzir a emissão de poluentes e nanopartículas suspensas no ar.

Numa outra experiência semelhante, os investigadores pediram a três pacientes com vasos sanguíneos bloqueados que respirassem ar contendo minúsculas nanopartículas de ouro. No dia seguinte, quando parte dos vasos sanguíneos danificados dos pacientes foram removidos cirurgicamente, observou-se a acumulação de partículas de ouro em partes dos vasos danificados. Segundo os investigadores, a acumulação de partículas finas causadas pela poluição atmosférica em zonas vulneráveis do corpo pode agravar as doenças cardíacas e os acidentes vasculares cerebrais.

Direcionamento ativo de células cancerosas utilizando nanopartículas

Algumas nanopartículas, ao melhorarem as suas propriedades medicinais, permitiram o desenvolvimento de novos métodos terapêuticos. O direcionamento passivo baseia-se na distribuição natural do fármaco e no efeito EPR. Já o direcionamento ativo altera os padrões de distribuição natural de um transportador e direciona-o para um órgão, célula ou organelo específico.

Em ambos os processos, a circulação sanguínea e o local de administração inicial do fármaco são de particular importância. Os receptores de várias moléculas, como anticorpos, péptidos, ácidos nucleicos e outras pequenas moléculas, como açúcares ou ácido fólico, que são essenciais para o crescimento do tumor, são expressos em grande quantidade nas células cancerígenas. No método de orientação ativa, os ligandos de superfície dos nanossistemas portadores de fármacos, com uma elevada afinidade de ligação aos seus receptores específicos nas células-alvo, aumentam consideravelmente a eficácia da administração de fármacos. A acumulação máxima de substâncias medicinais na célula ou nos componentes intracelulares dos tecidos danificados tem sido, desde há muito tempo, um dos desafios mais importantes na administração de fármacos terapêuticos.

A possibilidade de quebrar as ligações químicas dos componentes moleculares do fármaco, de encontrar os restos de moléculas de fármaco da administração anterior, de lidar com as ligações rígidas entre células em diferentes partes do corpo, cria várias barreiras biológicas a partir do local de circulação no sangue, para que o fármaco chegue ao tecido alvo.

Diferentes transportadores celulares, como a barreira hemato-encefálica, são sistemas muito complexos que consistem em vários elementos (uma camada de células do endotélio capilar, uma camada de células de revestimento do tecido-alvo e a membrana celular) e vários componentes (barreiras mecânicas ou físico-químicas e barreiras enzimáticas).

Atualmente, a entrega específica de fármacos terapêuticos a um órgão, tecido, célula ou a um tipo específico de organelo intracelular é uma questão fundamental para o tratamento de várias doenças humanas, especialmente doenças infecciosas, genéticas e cancerígenas.

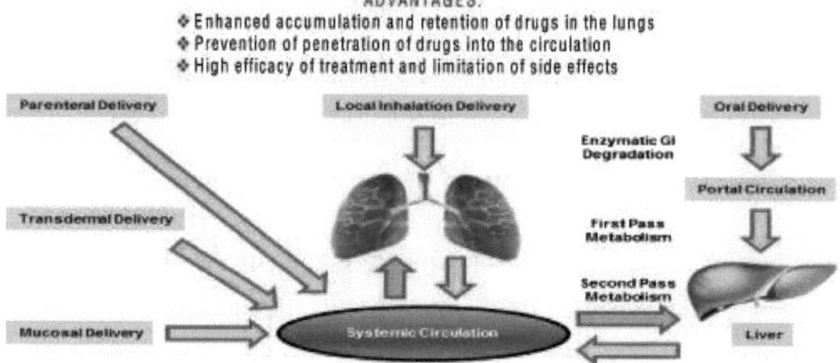

Figura 75. Abordagens nanotecnológicas para o tratamento por inalação

Os nanossistemas de libertação de fármacos com método de focalização passiva são utilizados no tratamento do cancro com base na exploração das caraterísticas das partículas ocultas do sistema imunitário e do microambiente tumoral específico, tais como a arquitetura irregular e a permeabilidade dos vasos recém-formados. No entanto, apenas uma pequena percentagem dos nanoportadores de fármacos chega ao local do tumor. Por conseguinte, é necessária uma ferramenta poderosa para direcionar as nanopartículas portadoras de fármacos para as células e mesmo para organelos especiais no seu tecido alvo.

A abordagem mais avançada de administração de medicamentos é o método de orientação ativa, em que a modificação da superfície dos nanoportadores com diferentes moléculas aumenta seletivamente a quantidade de absorção celular de substâncias medicinais nas células-alvo e impede a degradação enzimática das nanopartículas.

Por conseguinte, através da utilização de ligandos activos, é possível melhorar as propriedades de orientação e reduzir a toxicidade sistémica para as células saudáveis, permitindo-lhes circular no sangue durante muito tempo.

1- Segmentação ativa: diferentes tipos de moléculas de superfície (ligandos) que são utilizados na abordagem de segmentação ativa, incluindo anticorpos, fragmentos monoclonais, péptidos, ácidos nucleicos (aptâmeros) ou pequenas moléculas (como açúcares e ácido fólico) que transportam sistemas de fármacos. Estes sistemas visam seletivamente os seus respectivos receptores no cancro ou nas células endoteliais vasculares. Depois de atingir o local-alvo, ocorrem vários processos, como a libertação do fármaco no ambiente extracelular, a ligação do nanossistema a receptores específicos e a libertação do fármaco, ou a internalização do nanoportador e a libertação do fármaco no interior da célula.

2- Direcionamento para as células cancerígenas: Os nanossistemas orientados com ligandos podem detetar células cancerosas fora do microambiente tumoral e exercer efeitos anticancerígenos especiais devido à sua pequena dimensão, melhores propriedades de libertação de fármacos e citotoxicidade direta. Este método baseia-se na ligação específica de ligandos na superfície dos nanossistemas com os seus receptores específicos na superfície da membrana plasmática das células cancerosas. Devido ao facto de estes receptores existirem apenas em células tumorais ou serem expressos numa quantidade muito grande, a possibilidade de administração de fármacos nessas células aumentou. De facto, a orientação ativa das nanopartículas para o tumor é reforçada pelo estabelecimento de uma ligação entre ligandos específicos e receptores de superfície. Por conseguinte, é particularmente importante ter em conta parâmetros básicos como o peso molecular do ligando, a afinidade de ligação, a capacidade e a biocompatibilidade ao conceber um nanossistema orientado com um ligando ativo.

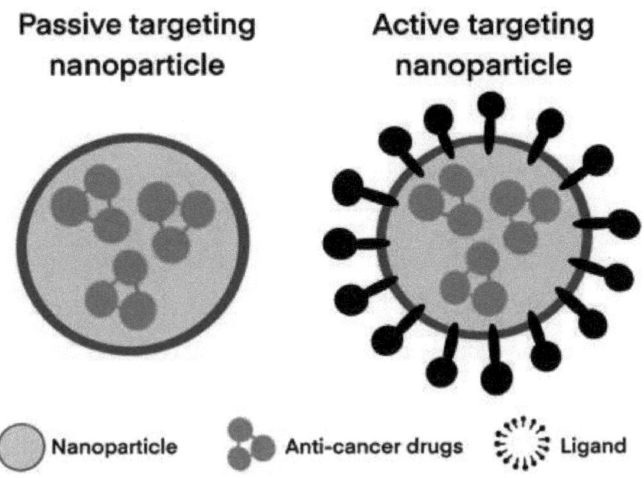

Figura 76. Comparação entre nanopartículas envolvidas na segmentação passiva e ativa

3- Visar os receptores de superfície sobre-expressos: alguns receptores estão sobre-expressos nas células cancerosas em comparação com as células normais. As proteínas lectinas estão presentes em grande quantidade na superfície das células cancerosas, que, com a ajuda de receptores, podem internalizar certos hidratos de carbono que podem ser enxertados na superfície do nanotransportador. Por outro lado, as lectinas presentes na superfície das partículas são utilizadas para atingir as glicoproteínas de superfície das células-alvo. A orientação para os receptores sobre-expressos é a base da abordagem de orientação ativa, que conduz a uma maior absorção e acumulação de fármacos anticancerígenos no local do tumor.

4- Direcionar os receptores do fator de crescimento epidérmico (EGFR): A família EGFR inclui quatro tipos de receptores, HER3, HER2,

HER1 e HER4, e como receptores de proteínas de superfície do tipo dos receptores de tirosina-quinase, em muitos tumores sólidos, como o cancro do cólon, o cancro do pulmão, o cancro da mama, o cancro do ovário e o cancro da próstata. A atividade destes receptores aumenta com a sua sobreexpressão e desempenha um papel importante no desenvolvimento das massas cancerosas. Os receptores de superfície destas células são visados pela absorção de anticorpos ligados a um nanotransportador, tal como um lipossoma como um imunolipossoma, e aumentam efetivamente a absorção celular. O aspeto notável dos imunocarreadores é que, se a densidade superficial dos anticorpos exceder o limite adequado, as propriedades de ocultação das nanopartículas perdem-se e a sua remoção sistémica impede a acumulação de fármacos no local do tumor.

5- Ter como alvo os receptores do fator de crescimento dos fibroblastos (FGFRs): A família FGFR está ligada aos factores de crescimento dos fibroblastos e os 4 tipos de FGFR3, FGFR2, FGFR1 e FGFR4 são observados em grande quantidade em muitos cancros, como o da próstata, da bexiga, do pulmão, etc.

6-Atenção aos receptores de folato (FRS): a vitamina ácido fólico é necessária em grandes quantidades para a proliferação de células cancerosas. Por conseguinte, os receptores de folato, tal como outros receptores de superfície, estão sobreexpressos em várias células cancerosas, como as do pulmão, da mama, etc.

7- Direcionar os receptores da transferrina (TfRs): A transferrina (Tf) é uma proteína plasmática transportadora de ferro (Fe3) com um peso de cerca de 80 kilo Daltons. Existem diferentes tipos de receptores de transferrina TfRs na superfície das células. O complexo Tf-TfR é internalizado pelo processo de endocitose, para evitar a absorção de mais ferro do que o necessário. Devido ao aumento da procura de ferro pelas células cancerosas, os receptores de transferrina estão sobre-expressos nas células cancerosas. Por conseguinte, os lipossomas que contêm doxorrubicina e têm como alvo os TfR melhoram significativamente a atividade terapêutica do cancro do fígado.

8- Visar os receptores intracelulares: Para além dos receptores de superfície da membrana plasmática, alguns componentes intracelulares, como as proteínas dos receptores nucleares ou as enzimas das vias bioquímicas citoplasmáticas, que são altamente activas nas células cancerosas, podem também ser alvo de nanossistemas terapêuticos.

9- Direcionamento para organelos celulares: alguns métodos de tratamento requerem uma administração mais precisa do fármaco ao nível dos organelos intracelulares, como o núcleo, o lisossoma, a mitocôndria ou o retículo endoplasmático. Ao administrar o fármaco na célula, a resposta terapêutica é aumentada e os seus efeitos secundários tóxicos são minimizados. Se o objetivo do sistema é introduzir algumas macromoléculas (ADN, siRNA ou proteínas) na célula, os receptores-alvo devem ser tais que a sua ativação contribua para a absorção celular dos nanoportadores.

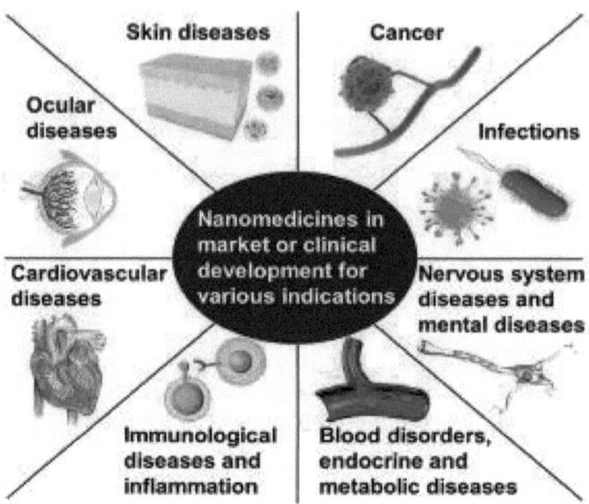

Figura 77. Abordagens actuais dos nanomedicamentos no mercado

10- Direcionamento para o núcleo: No caso de entrega de genes terapêuticos, a organela alvo é o núcleo da célula, de modo a exercer os seus efeitos regenerativos através da correção de genes ineficientes ou apagados. Por outro lado, o núcleo das células cancerosas pode ser alvo de acções destrutivas no material genético, para impedir a proliferação celular. De facto, o mecanismo de ação da maioria dos medicamentos anticancerígenos, como a doxorrubicina, inclui danos oxidativos no ADN e a inibição da enzima topoisomerase II no núcleo.

No entanto, se estes fármacos não forem especificamente direcionados para entrar na célula, bem como no núcleo celular, a eficácia desses fármacos anticancerígenos é drasticamente reduzida. A administração nuclear exige que se lide com várias barreiras celulares moleculares importantes, como a travessia da membrana celular, a prevenção da degradação lisossómica e a entrada no núcleo.

O invólucro nuclear tem um conjunto de poros que controla rigorosamente a comunicação entre o citosol e o núcleo. Por conseguinte, a entrega nuclear direcionada tornou-se uma tarefa difícil em termos de escolha da natureza química e do tamanho adequado das nanopartículas para absorção pelos poros nucleares. Até à data, tem sido investigada a orientação do núcleo com várias sondas de imagem, como nanopartículas magnéticas, nanopartículas de ouro, nanopartículas de prata e pontos quânticos.

Entre estas, as nanopartículas de ouro são melhores para a condução nuclear devido à sua fácil síntese, ao seu tamanho controlável e muito pequeno, que lhes permite atingir dimensões inferiores às dos poros nucleares, e devido à sua natureza química que simplifica a modificação da superfície.

11-Salvo nos lisossomas: O grupo de ceramidas (uma esfingosina e um ácido gordo) nos nanossistemas de administração de medicamentos aumenta a permeabilidade da membrana dos lisossomas. De acordo com estudos, a administração de ceramidas aos lisossomas utilizando lipossomas modificados com transferrina aumentou a taxa de morte celular nas células cancerígenas.

12- Direcionamento para as mitocôndrias: Os lipossomas que têm trifenilfosfónio (TPP) como ligando na sua superfície aumentam efetivamente a quantidade de carga de fármaco transferida para as mitocôndrias. Estudos demonstraram que os lipossomas que contêm o fármaco paclitaxel ligado ao ligando TPP, ao visarem as mitocôndrias, aumentam a citotoxicidade em comparação com os lipossomas não visados. Recentemente, foram relatados lipossomas duplamente funcionais que utilizam a resposta ao pH e a orientação para as mitocôndrias no tratamento de células cancerosas A549 e de células cancerosas A549 resistentes aos medicamentos. Com base nos resultados, a utilização de lipossomas com dupla função proporciona uma nova forma de tratar os cancros resistentes aos medicamentos.

13- Visar o microambiente da célula cancerígena: As condições de hipoxia (baixo teor de oxigénio) que se seguem à elevada taxa de divisão celular no tecido tumoral, as condições do metabolismo intracelular conduzem à glicólise com a formação de ácido lático. As células cancerosas transferem protões do citosol para o meio extracelular através da sobreexpressão de bombas e transportadores de proteínas para evitar a acumulação de ácido lático e a morte celular. Por conseguinte, o microambiente dos tecidos tumorais é mais ácido do que os tecidos normais. Em estudos recentes, foram utilizados lipossomas sensíveis ao pH para aumentar a janela terapêutica da doxorrubicina no tratamento do cancro da mama.

14- Visar os vasos do cancro: Um outro método consiste em atacar os receptores sobre-expressos no microambiente das células e vasos tumorais. A formação de novos vasos sanguíneos é necessária para fornecer oxigénio e nutrientes para o crescimento do tumor. A destruição dos vasos sanguíneos num cancro abranda o crescimento das células cancerígenas. Ao contrário do efeito EPR, a vantagem mais importante do direcionamento vascular é o facto de a sua eficácia não estar relacionada com a permeabilidade dos vasos sanguíneos ou com a absorção de células. A seleção de alvos vasculares pode limitar a má administração de medicamentos e a resistência aos medicamentos, e pode adaptar-se à heterogeneidade do tumor ou a diferentes tipos de tumores.

15- Moléculas de adesão das células vasculares: com o aumento da angiogénese, a expressão das moléculas de adesão entre as células de revestimento vascular (endoteliais) também aumenta. Por exemplo, desempenha um papel no processo inflamatório, o CD44 é altamente expresso no cancro da mama e do cólon, podendo ser bem direcionado.

16- Direcionar as integrinas: As integrinas são glicoproteínas de membrana que estão sobre-expressas nas novas células epiteliais dos vasos tumorais. Um tripeptídeo que contém a sequência de aminoácidos arginina, glicina e aspartato tem uma forte afinidade de ligação às integrinas. Os lipossomas conjugados com RGD são preparados para atingir as integrinas. Os lipossomas ligados ao RGD com paclitaxel encapsulado apresentaram uma maior acumulação de fármaco nas células tumorais do que os lipossomas não direcionados com paclitaxel. Os lipossomas de doxorrubicina com RGD mostraram uma maior absorção celular do fármaco na linha de células cancerosas U87MG em comparação com os lipossomas de doxorrubicina simples. Do mesmo modo, as nanopartículas de ferro ligadas ao péptido RGD foram utilizadas para atacar vasos carotídeos danificados e aneurismas da aorta.

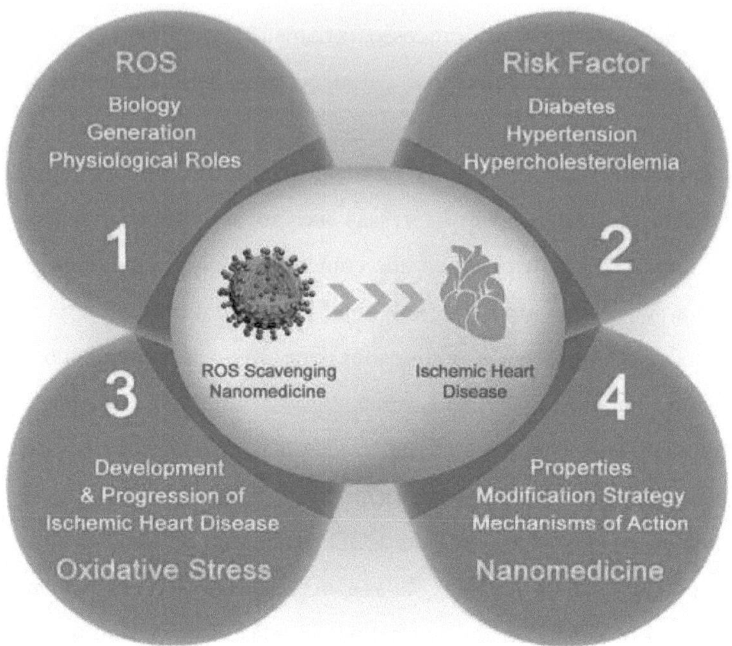

Figura 78. Nanomedicina para a eliminação de espécies reactivas de oxigénio

Desenvolvimento de um medicamento para ajudar a acelerar a recuperação após um ataque cardíaco

Recentemente, foi apresentado um novo método de tratamento no qual se observaram os menores danos cardíacos após ataques cardíacos em modelos animais. Neste método, são injectados dois produtos químicos no corpo, o que faz com que o tamanho do tecido morto do coração, conhecido como enfarte, diminua e a função dos ventrículos diminua.

O risco de morte em doentes após ataques cardíacos agudos está diretamente relacionado com o tamanho do enfarte. Por conseguinte, a redução do tamanho deste tecido é muito importante. Os doentes que sofrem um ataque cardíaco enfrentam uma cicatriz no tecido cardíaco para substituir o músculo morto, o que normalmente leva à insuficiência cardíaca ao longo do tempo. Porque o coração danificado tem de trabalhar mais para manter a potência de bombagem.

Para resolver este problema, Jie Zhang, um investigador da Universidade do Alabama, produziu dois produtos químicos chamados FGF1 e CHIR. O FGF1 é um fator de crescimento de fibroblastos e o CHIR é um ativador de sinalização. Cada uma destas substâncias químicas tem as suas vantagens, mas as duas nunca foram utilizadas em conjunto.

De acordo com a sede especial para o desenvolvimento da nanotecnologia, na terça-feira, este grupo de investigação colocou FGF1 e CHIR em nanopartículas de polilactida glicólica e utilizou-as em ratos e porcos que sofreram ataques cardíacos. O coração de porco está mais próximo do coração humano em termos de tamanho e biologia. Este grupo demonstrou que as nanopartículas podem libertar gradualmente estes dois químicos em quatro semanas.

Em ambos os modelos, em comparação com o grupo de controlo, o tratamento com estas nanopartículas melhorou a função cardíaca e reduziu o tamanho do tecido fibrótico e, por fim, levou ao crescimento de vasos sanguíneos no ventrículo esquerdo e impediu a morte de células do músculo cardíaco perto do enfarte. Este grupo de investigação demonstrou que este método de tratamento estimula o ciclo celular das células do músculo cardíaco e do tecido endotelial.

Desenvolvimento de um medicamento para ajudar a acelerar a recuperação após um ataque cardíaco

Recentemente, foi apresentado um novo método de tratamento no qual se observaram os menores danos cardíacos após ataques cardíacos em modelos animais. Neste método, são injectados dois produtos químicos no corpo, o que faz com que o tamanho do tecido morto do coração, conhecido como enfarte, diminua e a função dos ventrículos diminua.

O risco de morte em doentes após ataques cardíacos agudos está diretamente relacionado com o tamanho do enfarte. Por conseguinte, a redução do tamanho deste tecido é muito importante. Os doentes que sofrem um ataque cardíaco enfrentam uma cicatriz no tecido cardíaco para substituir o músculo morto, o que normalmente leva à insuficiência cardíaca ao longo do tempo. Porque o coração danificado tem de trabalhar mais para manter a potência de bombagem.

Para resolver este problema, Jie Zhang, um investigador da Universidade do Alabama, produziu dois produtos químicos chamados FGF1 e CHIR. O FGF1 é um fator de crescimento de fibroblastos e o CHIR é um ativador de sinalização. Cada uma destas substâncias químicas tem as suas vantagens, mas as duas nunca foram utilizadas em conjunto. De acordo com a sede especial para o desenvolvimento da nanotecnologia, na terça-feira, este grupo de investigação colocou FGF1 e CHIR em nanopartículas de polilactida glicólica e utilizou-as em ratos e porcos que sofreram ataques cardíacos. O coração de porco está mais próximo do coração humano em termos de tamanho e biologia. Este grupo demonstrou que as nanopartículas podem libertar gradualmente estes dois produtos químicos em quatro semanas. Em ambos os modelos, em comparação com o grupo de controlo, o tratamento com estas nanopartículas melhorou a função cardíaca e reduziu o tamanho do tecido fibrótico e, por fim, levou ao crescimento de vasos sanguíneos no ventrículo esquerdo e impediu a morte de células do músculo cardíaco perto do enfarte. Este grupo de investigação demonstrou que este método de tratamento estimula o ciclo celular das células do músculo cardíaco e do tecido endotelial.

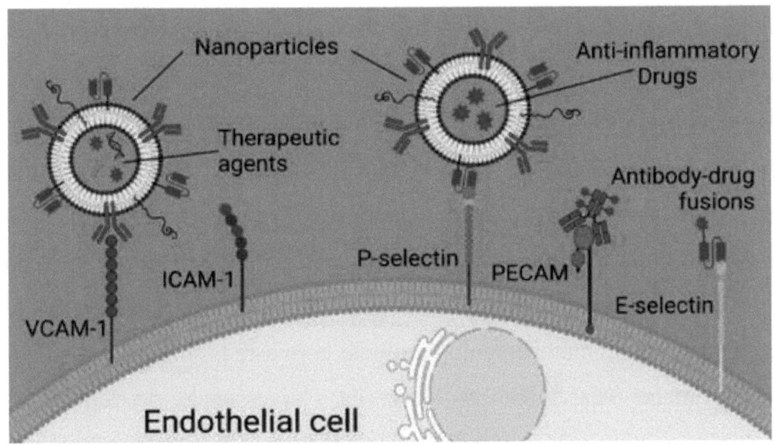

Figura 79. Abordagens nanobiotecnológicas para as doenças cardiovasculares

Nano medicina para curar tecidos cardíacos danificados

Uma empresa farmacêutica conseguiu fabricar um medicamento para tratar o inchaço dos tecidos do coração utilizando nanopartículas biológicas. Este medicamento ajuda os doentes que sofreram um ataque cardíaco a recuperar mais rapidamente o tecido cardíaco. A empresa de desenvolvimento farmacêutico Cour é uma das empresas farmacêuticas. Esta empresa publicou recentemente um artigo na revista Science Translational Medicine, no qual publicou informações sobre os benefícios do seu novo medicamento. Este medicamento chama-se Immunity Modified Nanoparticles (IMP), que reduz o inchaço dos vasos sanguíneos após um ataque cardíaco e também acelera a cicatrização dos tecidos cardíacos.

Mais de 750.000 pacientes têm um ataque cardíaco todos os anos. Quando este medicamento foi injetado em animais de laboratório que tiveram ataques cardíacos. O volume das suas lesões diminuiu em 50%, o que aumenta o bombeamento de sangue para as veias. Além disso, este

medicamento reduz o inchaço na área lesionada, o que acelera o processo de cicatrização.
Daniel Gates, um dos diretores desta empresa, afirma: Esta é a primeira vez que é apresentado um método para reduzir o inchaço da ferida após um ataque cardíaco. Normalmente, após um ataque cardíaco e uma lesão no tecido cardíaco, o sistema imunitário ataca a área danificada, o que, por sua vez, provoca efeitos secundários no doente. Até à data, não foi proposto nenhum medicamento para lidar com este problema.
Pela primeira vez, Nicholas King, da Universidade de Sidney, na Austrália, conseguiu inventar este método de tratamento com nanopartículas glicólicas de ácido poliláctico biocompatíveis, que foi aprovado pela Food and Drug Administration americana. John Poisis, um dos diretores da Core Pharmaceutical Development Company, afirma: "As nanopartículas farmacêuticas que fabricámos podem ser um grande passo na produção de agentes de nova geração que controlam o sistema imunitário do corpo." Utilizámos este medicamento para tratar doentes que sofriam de inchaço do tecido cardíaco. É neste ponto que muitas pesquisas devem ser feitas, para melhorar a qualidade de vida dos pacientes. O IMP é uma nanopartícula biológica que se liga aos monócitos, criando assim um sinal de morte celular. A célula morta toma o caminho da eliminação do corpo. A morte das células que causam inchaço nos tecidos reduz o inchaço e acelera a cicatrização das lesões.

As nano partículas ajudam na inflamação após um ataque cardíaco.
A equipa internacional de investigação da Alemanha e da América conseguiu fornecer nanopartículas contendo siRNA, que podem reduzir a inflamação após um ataque cardíaco. Descobertas recentes de investigadores do MGH Hospital, em Massachusetts, mostram que as nanopartículas que contêm ácidos nucleicos siRNA podem ser utilizadas

para reduzir a inflamação após ataques cardíacos e reduzir possíveis riscos.

Este projeto foi realizado em colaboração com os investigadores do Centro Alemão do Coração, em Munique. Esta equipa de investigação internacional conseguiu reduzir a inflamação após um ataque cardíaco, utilizando plaquetas sanguíneas em ratos e recorrendo a este método baseado em nanopartículas.

Os resultados deste projeto podem levar à produção de um método terapêutico baseado em nanopartículas para o tratamento de doenças cardíacas. Quando uma pessoa tem um ataque cardíaco, o seu corpo liberta moléculas inflamatórias que incluem citocinas e moléculas de sinalização do sistema imunitário. Estas moléculas atraem os glóbulos brancos e aderem à superfície das células endoteliais, aumentando o risco de ataque cardíaco. Os resultados das descobertas dos investigadores mostram que as paredes dos vasos sanguíneos absorvem nanopartículas contendo siRNA e reduzem a expressão das moléculas adesivas. Hendrik Sager, um dos investigadores deste projeto, afirma: o siRNA interrompe o processo de produção de 5 moléculas adesivas.

Com isto, o número de células imunitárias especiais conhecidas como leucócitos nos ratos atinge o seu valor mínimo. Este processo levou a uma redução da inflamação nos ratinhos. Sager acrescenta: Acreditamos que estas nanopartículas podem ser uma estratégia adequada para o tratamento de doenças cardíacas. Atualmente, não existe um tratamento definitivo que vise as células imunitárias e as plaquetas.

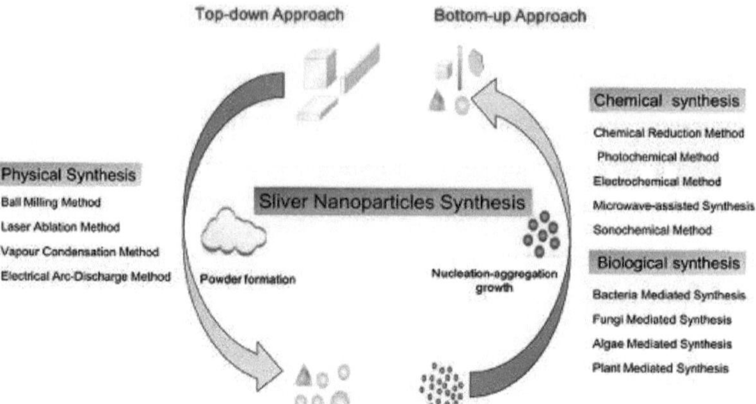

Figura 80. Nanopartículas de prata: Síntese, aplicações médicas e biossegurança

Referências

Abdolmaleki A, Asadi A, Ardabili M, Namin I. Importância da nanomedicina e das novas terapias medicamentosas para o cancro. Ad Ph Bul 2020; 12(3): 112-18.

AltinbaŞ, R., A. BariŞ, S. Şen, R. Öztürk e N. J. T. J. o. M. S. Kİraz. 2020. Comparação do método antifúngico Sensititre YeastOne com o método de referência CLSI M27-A3 para determinar a atividade de agentes antifúngicos contra isolados clínicos de Candida spp. 50: 2024-2031.

Amin KA, Hassan MS, Awad E-ST, Hashem KS. Os efeitos protectores das nanopartículas de óxido de cério contra os danos oxidativos hepáticos induzidos pela monocrotalina. Inter j of Nano 2011; 11(6): 143.

Armstrong MJ, Okun MS. Diagnóstico e tratamento da doença de Parkinson: uma revisão. Jama 2020; 32(3): 548-60.

Arruebo M, Fernández-Pacheco R, Ibarra M, Santamaría J. Magnetic nanoparticles for drug delivery. Int J Nanotoday 2007; 2: 22-32.

Asadi A, Zahri S, Abdolmaleki A. Biossíntese, caraterização e avaliação das propriedades de suporte e biocompatibilidade de nanopartículas DBM em um conduto nervoso de engenharia de tecidos do nervo ciático descelularizado. Reg Therapy 2020; 32(14): 315-21.

Bajpai, V. K., I. Khan, S. Shukla, P. Kumar, I. A. Rather, Y.-H. Park, Y. S. Huh, Y.-K. J. B. Han e B. Engineering. 2019. Infecções fúngicas invasivas e sua epidemiologia: medidas no cenário clínico. Biotecnologia e Engenharia de Bioprocessos 24: 436-444.

Beg, S., W. H. Almalki, A. Malik, M. Farhan, M. Aatif, K. S. Alharbi, N. K. Alruwaili, M. Alrobaian, M. Tarique e M. J. D. D. T. Rahman. 2020. Impressão 3D para administração de medicamentos e aplicações biomédicas. Drug Discovery Today 25: 1668-1681.

Boswell, G., D. Buell e I. Bekersky. 1998. AmBisome (anfotericina B lipossómica): uma revisão comparativa. The Journal of Clinical Pharmacology 38: 583-592.

Canela, H. M. S., B. Cardoso, L. H. Vitali, H. C. Coelho, R. Martinez e M. E. d. S. J. M. Ferreira. 2018. Prevalência, fatores de virulência e suscetibilidade antifúngica de Candida spp. isoladas de infecções da corrente sanguínea em um hospital de cuidados terciários no Brasil. Micoses 61: 11-21.

Chávez-Fumagalli, M. A., T. G. Ribeiro, R. O. Castilho, S. O. A. Fernandes, V. N. Cardoso, C. S. P. Coelho, D. V. C. Mendonça, M. Soto, C. A. P. Tavares e A. A. G. Faraco. 2015. Novos sistemas de liberação de anfotericina B aplicados à melhoria do tratamento da leishmaniose. Revista da Sociedade Brasileira de Medicina Tropical 48: 235-242.

D'Angelo B, Santucci S, Benedetti E, Di Loreto S, Phani R, Falone S, et al. As nanopartículas de óxido de cério desencadeiam a sobrevivência neuronal num modelo humano da doença de Alzheimer através da modulação da via do BDNF. Current Nanoscience 2009

Daniel H, Matthias K, Annette M, Emmanuel K, Philipp B, Sabrina D. Direcionando o alinhamento orientacional de nanopartículas magnéticas anisotrópicas usando campos magnéticos dinâmicos. Faraday Discuss 2015; 181: 449-61. doi: 10.1039/C4FD00242C.

Das M, Patil S, Bhargava N, Kang J-F, Riedel LM, Seal S, et al. As nanopartículas de ceria auto-catalíticas oferecem neuroprotecção aos neurónios da medula espinal de ratos adultos. Biomaterials 2007; 2(8): 1918-25.

Dong X, Gao J, Su Y, Wang Z. Nanomedicina para o AVC isquémico. Int J de Ciências Moleculares 2020; 2(1): 76-80.

Dowding J, Song W, Bossy K, Karakoti A, Kumar A, Kim A, et al. As nanopartículas de óxido de cério protegem contra a fragmentação mitocondrial induzida por A β e a morte de células neuronais. Morte celular e diferenciação 2014; 2(1): 1622-32.

Ebrahimi M, Raeisi Shahraki R, Seyyed Ebrahimi SA. Propriedades magnéticas de nanopartículas de ferrite de zinco sintetizadas pelo método de coprecipitação. J Supercond Nov Magn 2014; 27, 1587-92. doi: 10.1007 / s10948-014-2485-4.

Ebrahimi M, RaeisiShahraki R, Ebrahimi S, Masoudpanah S. Propriedades magnéticas das nanopartículas de ferrite de zinco sintetizadas pelo método de coprecipitação. J Supercond Nov Mag 2014; 27: 1587-92. doi: 10.1007 / s10948-014-2485-4.

Espinel-Ingroff, A., F. Barchiesi, M. Cuenca-Estrella, M. Pfaller, M. Rinaldi, J. Rodriguez-Tudela e P. Verweij. 2005. Comparação internacional e multicêntrica dos métodos de microdiluição em caldo EUCAST e CLSI M27-A2 para testar a suscetibilidade de Candida spp. ao fluconazol, itraconazol, posaconazol e voriconazol. Jornal de microbiologia clínica 43: 3884-3889.

Estevez A, Pritchard S, Harper K, Aston J, Lynch A, Lucky J, et al. Mecanismos neuroprotectores das nanopartículas de óxido de cério num modelo de isquemia do cérebro do hipocampo de um rato. F Ra Biologia e Medicina 2011; 5(1): 1155-63.

Estevez AY, Erlichman JS. Nanopartículas de óxido de cério para o tratamento de doenças neurológicas causadas por stress oxidativo. Stress oxidativo: Diagnóstico, Prevenção e Terapia: ACS Publications 2011; p. 255-88.

Fan C, Joshi J, Li F, Xu B, Khan M, Yang J, et al. Entrega de medicamentos mediada por nanopartículas para o tratamento da doença cardíaca isquémica. Fr em Bio e Biotecnologia 2020; 11(6): 234-39.

Farhan, M. A., A. M. Moharram, T. Salah e O. M. J. M. m. Shaaban. 2019. Tipos de leveduras que causam candidíase vulvovaginal em usuários crônicos de corticosteróides. Micologia Médica 57: 681-687.

Farooqi, A. A., N. N. Desai, M. Z. Qureshi, D. R. N. Librelotto, M. L. Gasparri, A. Bishayee, S. M. Nabavi, V. Curti e M. J. B. a. Daglia. 2018. Biogênese, bioatividades e funções do exossomo como novos sistemas de entrega de compostos naturais. Avanços em Biotecnologia 36: 328-334.

Gallud A, Klöditz K, Ytterberg J, Östberg N, Katayama S, Skoog T, et al. As nanopartículas catiónicas de ouro provocam disfunção mitocondrial: Um estudo multi-ómico. Sc Reports 2019; 11(9):1-19.

Gener P, Gonzalez Callejo P, Seras-Franzoso J, Andrade F, Rafael D, Abasolo I, et al. O potencial da nanomedicina para alterar a dinâmica das células estaminais cancerígenas: o impacto das vesículas extracelulares. Nano 2020; 21(15): 2785-800.

Germain M, Caputo F, Metcalfe S, Tosi G, Spring K, Åslund AK, et al. Entregar o poder da nanomedicina aos doentes de hoje. J de C Release 2020; 32(6): 164-71.

Goodarznaseri M, Saion E, Hashim M, Abbastabar H. Síntese e caraterização de nanopartículas de ferrite de zinco através de um método de tratamento térmico. Solid State Commun 2011; 151:1031-35.

Guan Y, Yao W, Yi K, Zheng C, Lv S, Tao Y, et al. Nanotheranostics for the Management of Hepatic Ischemia-Reperfusion Injury. Small 2021; 22(11): 210-17.

Hadi H, Safari R, Shamlouei H R. Impacto da temperatura de calcinação no tempo de relaxamento spin-spin (T2) das nanopartículas de $MgFe_2O_4$ (In-vitro). Canadian J Chem 2022. doi: 10.1139/cjc-2022-0105.

Hadi H, Safari R, Shamlouei H R. Síntese e avaliação experimental/teórica da nanoestrutura β-CD/MTX para utilização em sistemas de administração de medicamentos direcionados. Chem Pap 2022.

Halbandge, S. D., S. P. Mortale e S. M. J. T. O. N. J. Karuppayil. 2017. As nanopartículas de prata biofabricadas activam sinergicamente a anfotericina B contra formas maduras de biofilme de Candida albicans. The Open Nanomedicine Journal 4: 1-16.

Hamill, R. J. 2013. Formulações de anfotericina B: uma revisão comparativa da eficácia e toxicidade. Drogas 73: 919-934.

He Y, Li H, Fei X, Peng L. Carboximetilcelulose/nanocristais de celulose imobilizados nanopartículas de prata como um revestimento eficaz para melhorar as propriedades de barreira e antibacterianas do papel para aplicações de embalagem de alimentos. Polímeros de carboidratos 2021; 25(2): 117-126.

Heckman KL, DeCoteau W, Estevez A, Reed KJ, Costanzo W, Sanford D, et al. Nanopartículas de óxido de cério personalizadas protegem contra uma doença degenerativa autoimune mediada por radicais livres no cérebro. ACS Nano 2013; 12(7): 10582-96.

Hider RC, Roy S, Ma YM, Le Kong X, Preston J. A aplicação potencial de quelantes de ferro para o tratamento de doenças neurodegenerativas. Metallomics 2011; 12(3): 239-49.

Hoshyar N, Gray S, Han H, Bao G. O efeito do tamanho das nanopartículas na farmacocinética in vivo e na interação celular. Nanomedicina 2016; 1(1): 673-92.

Huang M, Hu M, Song Q, Song H, Huang J, Gu X, et al .Nanopartículas semelhantes a lipoproteínas modificadas com GM1: Nanoplataforma multifuncional para a terapia combinada da doença de Alzheimer. ACS Nano 2015; 36(9): 10801-16.

Jankovic J, Lang AE. Diagnóstico e avaliação da doença de Parkinson e outros distúrbios do movimento. Bradley's N in C Pr E-Book 2021: 310.

Jeon M-T, Kim K-S, Kim ES, Lee S, Kim J, Hoe H-S, et al. Papel patogênico emergente dos fatores do sangue periférico após a rutura da BBB na doença neurodegenerativa. Ag Re Reviews 2021; 41(10) 101-13.

Jessica F, Bian J, David I, Andrew T. Uso de campos magnéticos e nanopartículas para desencadear a liberação de drogas e melhorar o direcionamento do tumor. Wiley

Interdiscip Rev Nanomed Nanobiotechnol 2019; 11: e1571. doi: 10.1002/wnan.1571. Epub 2019 Jun 26.

Kadyrzhanov K, Egizbek K, KozlovskiyA, Zdorovets M. Síntese e propriedades de nanopartículas à base de ferrite. Nanomateriais 2019; 9: 1079. doi: 10.3390/nano9081079.

Kanwar JR, Sun X, Punj V, Sriramoju B, Mohan RR, Zhou S-F, et al. Nanopartículas no tratamento e diagnóstico de doenças neurológicas: dragão indomável com poder de fogo para curar. Nanomedicina: Nano, Bio e Med 2012; 32(8): 399-414.

Kianfar E. Magnetic Nanoparticles in Targeted Drug Delivery: Uma revisão. J Supercond Nov Mag 2021; 34: 1709-35.

Kravanja G, Primožič M, Knez Z, Leitgeb M. Materiais à base de quitosana (Nano) para novas aplicações biomédicas. Moléculas 2019; 24: 1960.

Kumar C, Mohammad F. Magnetic Nanomaterials for Hyperthermia-based Therapy and Controlled Drug Delivery [Nanomateriais magnéticos para terapia baseada em hipertermia e administração controlada de medicamentos]. Adv Drug Deliv Rev 2011; 63: 789-808.

Kutlu O, Ross AE ,Schaeffer EM, Gratzke C, Stief CG, Strong TD, et al. Aumento da expressão de nestina no gânglio pélvico principal após lesão do nervo cavernoso. Inter J of Impotence Research 2012; 2(4): 84-90.

Lang J, Zhao X, Wang X, Zhao Y, Li Y, Zhao R, et al. Erratum: A co-entrega direcionada do quelante de ferro deferoxamina e um inibidor de HIF1α prejudica o crescimento do tumor pancreático. ACS Nano 2019; 13(2): 2176-89.

Lanza, J. S., S. Pomel, P. M. Loiseau e F. J. E. o. o. d. d. Frézard. 2019. Avanços recentes nas estratégias de entrega de anfotericina B para o tratamento de leishmanioses. Opinião de especialistas em entrega de medicamentos 16: 1063-1079.

Lee CS, Leong KW. Avanços nos modelos microfisiológicos da barreira hematoencefálica (BBB) para a entrega de medicamentos. Cu Op em Biotecnologia 2020; 6(6): 78-87.

Liu F, Mahmood M, Xu Y, Watanabe F, Biris AS, Hansen DK, et al. Efeitos das nanopartículas de prata nas células estaminais neurais embrionárias humanas e de rato. F em Neurociência 2015; 11(9): 115.

Liu G, Garrett MR ,Men P, Zhu X, Perry G, Smith MA. Nanopartículas e outras terapêuticas de quelação de metais na doença de Alzheimer. (BBA)-Molecular B of Disease 2005; 174(1): 246-52.

Liying H ,Yumin S, Lanhong J, Shikao S. Avanços recentes de nanopartículas de óxido de cério em síntese, luminescência e estudos biomédicos: uma revisão. J de Terras Raras 2015; 3(3): 791-9.

Lotfali, E., A. R. Shahverdi, R. Mohammadi, F. Noorbakhsh, A. Ghajari, S. Ansari e S. J. A. o. C. I. D. Rezaie. 2017. Atividade in vitro de duas nanopartículas em isolados clínicos de Candida parapsilosis, mostrando resistência contra agentes antifúngicos em crianças. Arquivos de DIS infecciosa clínica 12: e13853.

Lovero, G., O. De Giglio, S. Rutigliano, G. Diella, G. Caggiano e M. T. J. J. o. m. m. Montagna. 2017. Suscetibilidades antifúngicas in vitro de espécies de Candida à anfotericina B lipossómica, determinadas utilizando a microdiluição em caldo CLSI, e ao desoxicolato de anfotericina B, medido utilizando o Etest. J Med Microbiol 66: 213-216.

Malathi L, Amsaveni R, Anitha N, Balachander N. Malignidade reticuloendotelial da cabeça e do pescoço: Uma revisão abrangente. J Pharm Bioallied Sci 2015; 7: S145-S157. doi: 10.4103/0975-7406.155867.

Manshadi M, Saadat M, Mohammadi M, Shamsi M, Dejam M, KamaliR, Sanati-Nezhad A. Entrega de micro/nanopartículas magnéticas e fármaco/carga de base magnética no fluxo arterial para terapia direcionada. Drug Deliv 2018; 25: 1963-73. doi: 10.1080/10717544.2018.1497106.

Marena, G. D., M. A. d. S. Ramos, T. M. Bauab e M. J. C. R. i. A. C. Chorilli. 2020. Uma revisão crítica dos métodos analíticos para quantificação de anfotericina B em amostras biológicas e formulações farmacêuticas. Revisões críticas em química analítica 21: 1-22.

Modi G, Pillay V, Choonara YE, Ndesendo VM, du Toit LC, Naidoo D. Nanotechnological applications for the treatment of neurodegenerative disorders (Aplicações nanotecnológicas para o tratamento de doenças neurodegenerativas). P em Neurobiologia 2009; 8(8): 272-85.

Moghanizadeh A, Ashrafizadeh F, Varshosaz J. Estudar o efeito da intensidade do campo magnético estático na entrega de medicamentos por nanopartículas magnéticas. Sci Rep 2021; 11: 18056.

Moghimi, R., A. Aliahmadi e H. J. U. s. Rafati. 2017. Nanoemulsificação ultra-sônica de trans-cinnamaldeído de grau alimentar: 1, 8-Cineol e investigação do mecanismo de atividade antibacteriana. Ultrasonics Sonochemistry 35: 415-421.

Morris, A. J., K. Rogers, W. P. McKinney, S. A. Roberts e J. T. Freeman. 2018. Resultados dos testes de suscetibilidade antifúngica de isolados de leveduras da Nova Zelândia, 2001-2015: Impacto dos recentes pontos de interrupção do CLSI e valores de corte epidemiológicos para Candida e outras espécies de leveduras. Jornal de resistência antimicrobiana global 14: 72-77.

Naoyo N, Hirohisa Y, Takashi N, Toshiharu K, Masamichi K. Angiogénese no Cancro. Vasc Health Risk Manag. 2006; 2: 213-19. doi: 10.2147/vhrm.2006.2.3.213

Nemati Shizari, L., N. Mohammadpour Dounighi, M. Bayat e N. Mosavari. 2020. Novas nanopartículas de quitosana trimetil carregadas com anfotericina B como sistema de entrega de medicamentos e atividade antifúngica no biofilme de Candida albicans. Arquivos do Instituto Razi 76: 2021.

Nicholas LH, Langa KM, Bynum JP, Hsu JW. Apresentação financeira da doença de Alzheimer e demências relacionadas. J I Medicine 2021; 18(1): 220-7.

Palmeira-de-Oliveira, R., A. Palmeira-de-Oliveira, C. Gaspar, S. Silvestre, J. Martinez-de-Oliveira, M. Amaral e L. J. I. j. o. p. Breitenfeld. 2011. Tripolifosfato de sódio: Um excipiente com atividade anti-Candida intrínseca in vitro. International Journal of Pharmaceutics 421: 130-134.

Ping Y, Li F, Nan S, Zhang D, Shi X, Shan J, et al. Aumentando a eficácia das células CAR-T por auto-entrega aprimorada de scFv neutralizador de PD-1. F em Biologia Celular e do Desenvolvimento 2020; 12 (8): 803-12.

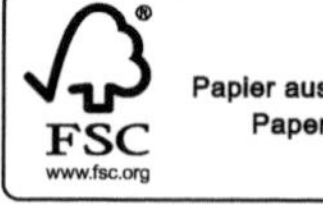

MIX
Papier aus verantwortungsvollen Quellen
Paper from responsible sources
FSC® C105338

Printed by Books on Demand GmbH, Norderstedt / Germany